監修 田邊一明 島根大学医学部内科学第四・教授

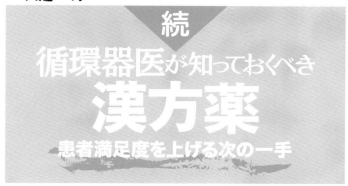

続
循環器医が知っておくべき
漢方薬
患者満足度を上げる次の一手

著▶北村 順
神戸海星病院内科部長
島根大学医学部臨床教授

文光堂

監修のことば

　北村　順先生の前作「循環器医が知っておくべき漢方薬」が出版されて4年が経ちました．作用機序はよくわからないけど漢方薬が役に立つ症例があることを知り，北村先生に漢方初心者にもわかりやすい処方集を作ってほしいというのが前作を監修させていただく契機になりました．その後，若い女性や高齢者の立ちくらみに苓桂朮甘湯，健常者の期外収縮で動悸が気になるときの炙甘草湯，ニトログリセリンを多用される冠動脈正常の中年女性に半夏厚朴湯，食欲が出ない虚弱な高齢者に補中益気湯，など漢方薬の効果があった症例を経験し，"漢方薬で患者満足度を上げる"という北村先生の言葉を実感することとなりました．前作の書評をお願いした神戸大学感染症内科・岩田健太郎教授の「循環器系の治療戦略は堅牢なもので，ここを漢方薬そのものがひっくり返すことはまれだ．しかし，堅牢なシステムには様々な隙間があり，ここをほったらかしておくと患者には不満が残る．その「隙間」を綺麗に埋めてくれるのが，ユーティリティー・プレイヤーとしての漢方薬だ」という言葉が，見事に自分の中にストンと降りてくるものでした．

　下肢の太さに左右差がある子宮がん術後の女性が来られました．下肢静脈エコーで深部静脈血栓はなく，Dダイマーも正常範囲であり，リンパ節郭清もされていることからリンパ浮腫を疑いました．弾性ストッキング着用や足を高くして寝る，というような物理的な治療は効果がなく，北村先生の前作にあるように柴苓湯を試してみました．次の外来では左右差が気にならなくなったとうれしそうで，「漢方を試してみましょう」と言えたことは，循環器診療の幅を広げてくれたと思います．一方で，なぜ効くのかわからない，という思いは依然としてあり，処方した薬に責任を持つべき医師としてのジレンマがあったのも事実です．その後，北村先生の講演を

何度か拝聴し，漢方はまだまだ奥が深いということを知らされました．前作によって漢方薬など見向きもしなかった循環器医が，漢方薬を堅牢な治療戦略の隙間を埋めるために使う道具にしました．そこで，北村先生に前作では漢方医として本当は書きたかったけれども書けなかったことを教えていただき，漢方の世界のもう少し奥まで連れて行ってもらうことにしました．循環器医が漢方を知っておくと役に立ちます．再び師匠に尋ねるつもりでこの本に頼ってみていただければ幸いです．

2017 年 2 月

田邊 一明

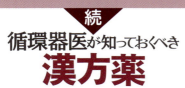

CONTENTS

- はじめに　前作上梓から4年経って思うこと 2
- 患者満足度を上げるための漢方薬 5
- 漢方エキス製剤の基本的な使い方 10
- 小児・妊婦・CKD患者への漢方処方 18

漢方薬を上手く使うコツ
- その1　気血水の概念を取り入れる 22
- その2　漢方エキス製剤を組み合わせて使う 34
- その3　問診・診察所見を活かす 41

処方の実際
- 冠攣縮性狭心症の漢方治療 50
- 当帰湯を投与した胸痛の一例 56
- 若い女性の胸部症状 58
- 発作性の頻脈・動悸・血圧上昇は奔豚気を疑う 62
- 発作性の動悸に柴胡加竜骨牡蛎湯を投与した一例 66
- β遮断薬の副作用に対する漢方治療を行った一例 68
- 子宮癌術後のリンパ浮腫に五苓散を処方した一例 70
- 高血圧合併CKDに七物降下湯を処方した症例 73
- 高齢者の便秘には麻子仁丸を 74

漢方薬を使えば…『もっと色々な治療ができる』	78
続・知っておくと便利な処方	
様々な症状・病態に使える漢方	94
循環器診療で役に立つ漢方薬のおさらい	105
あとがき	108
索引	109

COLUMN

①漢方薬の副作用について……21
②エキス製剤レンジでチンはやめておく……57
③五苓散と真武湯について……67

本書に記載した薬剤の使用にあたっては，投与量・方法・適応などを添付文書で必ず参照し，読者ご自身の慎重な判断のもとに使用されることを強く要望いたします．

＊識別番号は，漢方薬の製薬会社各社でほぼ共通です．本書に記載されている番号は，株式会社ツムラの漢方製剤製品番号に準じました．識別番号ならびに用法・用量は製薬会社により異なる場合がございます．必ずご確認ください．

INDEX

はじめに　前作上梓から4年経って思うこと	2
患者満足度を上げるための漢方薬	5
漢方エキス製剤の基本的な使い方	10
小児・妊婦・CKD患者への漢方処方	18
漢方薬を上手く使うコツ	22
その1　気血水の概念を取り入れる	22
その2　漢方エキス製剤を組み合わせて使う	34
その3　問診・診察所見を活かす	41
処方の実際	50
漢方薬を使えば… 『もっと色々な治療ができる』	78
続・知っておくと便利な処方 様々な症状・病態に使える漢方	94
循環器診療で役に立つ漢方薬のおさらい	105

はじめに
前作上梓から4年経って思うこと

その1．『循環器診療における漢方の役割とは…患者満足度を上げることである』

　早いもので，前作『循環器医が知っておくべき漢方薬（文光堂）』を上梓してから4年経ちました．たくさんの方から感想を聞かせて頂き，『これまで使ったことがほとんどなかったが，この本が漢方を使うきっかけになった…』，『○○湯を使ってみたら効いた！』といった嬉しい声を頂きました．

　その一方で，いざ使うとなるとやはり循環器診療の中では実際に処方するところまでいかない…あるいは，循環器専門医を志している若い先生が入院患者さんに漢方薬を処方したところ上級医が良い顔をしなかった…といった話も耳にしました．これら全てが真実であり，循環器診療における漢方治療の実情なのでしょう．

　いま思えば，前作を執筆するにあたり伝えたいことがたくさんありすぎたため症候に対する漢方薬の紹介が多くなってしまい，いわゆるHow To本的になってしまったかな…とも思います．もちろん漢方を身近なものとして使うためにはHow To本も悪くありませんし，一定の役割は果たしたと思うのですが，いま読み返してみると，前作を読んで『漢方というものがちょっとわかった』という気持ちになった人は少なかっただろうな…と感じます．

　また，『循環器診療において何故ガイドラインに載っていない漢方薬を使う必要があるのか』という，もっとも伝えなくてはならない根っこの部分を，しっかりしたテーマとして書くことが出来ていなかったような気がします．

　前作の書評を書いて下さった神戸大学医学部感染症科教授の岩田健太郎先生は，循環器診療における漢方の役割を以下のように，実に明快に表現されました．

　『循環器系の治療戦略は堅牢なもので，ここを漢方薬そのものがひっくり返すことは稀だ．しかし，堅牢なシステムには様々な隙間があり，ここをほったらかしておくと患者には不満が残る．その「隙間」を綺麗に埋めてくれるのが，ユーティリティー・プレイヤーとしての漢方薬だ．そのきめ細かさが，患者さんの満足度を上げてくれる．「検査は正常でした」で突き返すのではなく，「こういう漢方で治療出来ますよ」というよりポジティブな回答を提示できるのだから．』(Medical Practice 30, 2013)

　私が考えている循環器診療における漢方治療の主目的は，循環器疾患自体を魔法のように治すことではなく，まさに『漢方薬で循環器診療の隙間を埋める』ことであり，

結果として『患者満足度を上げる』ことです．
　　患者さんに喜んでもらいたい…
　　患者さんに『楽になった』と言ってもらいたい…
　そういった医師として持つごく当たり前の願いを叶えるために，私は漢方を使っています．
　『漢方を使えばこんな難病も治せる！』，『漢方薬で奇跡が起きた！』そんなことを言いたいのではありません．標準治療の不足部分を漢方薬で補えば，もっと患者さんが喜び，満足度がアップする．そのことを広めることこそ，私が本を書く大きな目的だったわけです．
　この4年間，色々なところで本の内容に関連した話をする機会を頂きました．講演ではまず，『漢方で患者満足度を上げましょう！』というテーマをお伝えしてから，本題に入るようにしています．
　この『漢方で患者満足度を上げる』というテーマは，多くのドクターの琴線に触れるもののようで，『正直なところ，患者満足度はあまり考えていなかった．これからは漢方を使ってみたい．』あるいは『型通りに治療したのに症状が取りきれない，検査で異常が見つからないため治療できなかった…そんな患者さんに何も出来ず，無力感を感じていた．是非漢方で何とかしてみたい．』など，前向きな感想を頂くことが多くなっています．
　講演に参加して下さった方や本を手にとって下さった方との交流の中でもう一つ感じることは，私の想像を遥かに超える数の先生方が，循環器領域における漢方治療に興味を持っておられるということです．エビデンスに基づいた標準治療，先進医療の隙間を漢方で埋める…これが出来れば，患者満足度はもっと上がるはずです．そのためにも，循環器領域における漢方治療を更に知って頂きたいと思います．

その2．『前作の見直しをすべきこともあります』

　私自身，日々の診療に携わっているわけですが，4年間の診療の中で新たな発見や学びがありました．患者さんから学ぶことは本を読むよりも遥かに多く，尊いものです．今回は，前作よりも『どう考えてその治療を行ったか』がわかる症例提示としました．
　新たな知見，経験から得た新たな学びによって，前作で書いた内容の見直しを行うべき項目もいくつかありましたので，更新すべき内容については前作との比較をしながら紹介したいと思います．

その3．『治療効果を高めるための考え方，方法を解説します』

　実際に漢方薬を処方された方から，『効果がなかった』，『薬が効かなかったときに

どうしたらよいか』という声も耳に届いています．今回は発展編と位置づけた内容にしたいと思っていましたので，うまく効果が出なかったときどうすればよいのか…という内容を盛り込みました．

その４.『前作で紹介した漢方薬を使えば…もっと色々な治療ができる』

　江戸時代を代表する名医・和田東郭（1743〜1803）は晩年，わずか三十数種類の処方であらゆる疾患の治療を行ったと言われています．もちろんその当時に今のようなエキス製剤はありませんから，刻んだ生薬を組み合わせて使う煎じ薬です．三十数処方といっても，基本的な生薬の組み合わせ（骨組み）が三十数種類ということであって，当然生薬の量や組み合わせの微調整はされていたでしょう．それでも 30 種類くらいの漢方薬であらゆる疾患の治療ができるかも…と思うと夢が広がりませんか？

　ちなみに，前作『循環器医が知っておくべき漢方薬』で紹介した循環器関連の処方は 29 種類です．さらに，『知っておくと便利な処方　様々な症状・病態に使える漢方』として紹介した循環器領域以外で用いる処方は 35 種類もあり，合計すれば 64 処方も紹介したことになります．…これだけ知っていれば十分の筈ですね．

　ということで今回は，前作で紹介した循環器関連の 29 処方を用いて，他のどんな症候や疾患が治療できるかについてもご紹介します．もちろん，難しい漢方理論は出来る限り持ち込まない形で説明していきます．目指せ平成の和田東郭！…であります．

　それでは，最後までお付き合い下さい．続・循環器医が知っておくべき漢方薬：患者満足度を上げる次の一手…始まります．

患者満足度を上げるための漢方薬

ズバリ要点

- 現代医学の常識で対応困難な症状に対しては，最先端の医療も無力．
- 診断がつかなくても，命に関わる疾患が除外できていれば積極的に対症療法を．
- 患者満足度を上げるためには対症療法の術を身に付けることも必要
   ⇒漢方薬は対症療法の術の1つ．
- 漢方薬は，標準治療で症状が取りきれない患者さんの満足度を上げる．

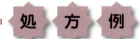

◆ 検査で異常を認めない胸痛に

1 まずは…
   (16) 半夏厚朴湯（ハンゲコウボクトウ）　3包（7.5g）/毎食前（2週間分）
2 眼の下のくま，舌下静脈の怒張，痔疾，臍傍部の圧痛などがあれば…
   (25) 桂枝茯苓丸（ケイシブクリョウガン）　3包（7.5g）/毎食前（2週間分）
3 冷え症で血色が悪く，比較的体力の低下した人に…
   (102) 当帰湯（トウキトウ）　3包（7.5g）/毎食前（2週間分）

◆ 冠動脈疾患患者の非特異的胸部症状に

1 まずは…
   (25) 桂枝茯苓丸（ケイシブクリョウガン）　3包（7.5g）/毎食前（2週間分）
2 桂枝茯苓丸で症状がスッキリしない場合…
   (16) 半夏厚朴湯（ハンゲコウボクトウ）　3包（7.5g）/毎食前（2週間分）（併用も可）

解説

　患者さんは体の不調を感じ，不安を抱いて医療機関を訪れます．われわれ医療者は，不調の原因を調べ，原因となっている病態を把握したうえで最も望ましい治療を行おうとします．最も望ましい治療は，多くの場合ガイドラインに示されており，病

態把握（診断）に至ってしまえば治療方針に迷うことはあまりないでしょう．

『体の不調　⇒　原因検索＋考察　⇒　診断　⇒　治療』

この手順を踏むことはわれわれにとってごく当たり前になっており，そのことに疑問をもつ人はいないと思います．例えば発熱で来院した患者に対して原因検索，病態把握もせずに解熱剤だけ処方する医者は今どきいないでしょう．

しかし，色々な検査を行っても原因が見つからなかったとき，われわれは立ち往生させられてしまいます．

胸痛を主訴に来院された患者さんを例に挙げましょう．

症例　検査で異常を認めない胸痛の一例（65歳女性）

主　　訴：胸痛
病　　歴：半年ほど前から，早朝から午前中にかけて胸が痛む．午後以降に痛むことはない．冷汗なし．歩行中に胸痛が起きたことはない．深呼吸や体動による痛みの出現や増悪はない．
既 往 歴：高血圧，糖尿病にて内服加療中
家 族 歴：狭心症（父親）
経　　過：冠攣縮性狭心症の可能性を考えて冠動脈造影＋冠攣縮誘発を行ったが，冠動脈正常．アセチルコリン負荷による冠攣縮誘発も陰性であった．胃酸逆流に伴う症状を疑って上部消化管内視鏡検査を行うも逆流性食道炎の所見なし．縦隔腫瘍等の鑑別目的で胸部CT検査を行ったが異常所見指摘できず．整形外科にコンサルトしたが，整形外科的疾患は否定的という返事が戻ってきた．

検査結果の報告として，『明らかな異常は見つかりませんでした』と患者さんに伝えます．それに対して，『異常なかったのですね．あー良かった．』と患者さんが納得してくれれば一件落着です．

しかし，患者さんが『それでは何故，私の胸の痛みは起こるのでしょうか？』と質問を返してきた場合，話はややこしくなってきます．

胸痛症候群，心臓神経症，神経循環無力症…いずれにせよ，明確な根拠に基づいた診断とは言い難い状況ですから，医者は答えに窮します．

苦し紛れの対症療法として抗不安薬の処方を提案したり，患者さんの訴えに困り果てた結果，最終的に心療内科への紹介を提案したりしますが，その対応は『この医者は私の症状を精神的なものだと言いたいのか？』という不信感を抱かせてしまいかねません．これは，現代医学の常識が必ずしも患者さんの満足には繋がらない状況を表しています．

このように原因検索がうまくいかなかった場合，得てして診断は曖昧なものとなり，治療も苦し紛れのものになってしまいます．これは『体の不調⇒原因検索＋考察

⇒診断⇒治療』というパターンに当てはまらないために起こることですが,『診断がつかなくても,命に関わる疾患が除外できていれば対症療法で症状緩和を図ればよい』という考えをもつことが出来れば,医者が困り果てる必要はありません.

しかし,その考えを持ち,実践するためには,対症療法の術を身につけておかなくてはなりません.何でもかんでも痛みにはNSAIDs,その他の症状には抗不安薬,あるいは心療内科に丸投げ…では患者さんの満足を得ることは難しいでしょう.

そこでお勧めしたいのが漢方なのです.漢方治療はまさに対症療法そのものです.最先端の検査機器はおろか,血液検査もない,聴診器すらなかった時代に発展した医学ですから,患者さんの訴えと医師の五感を働かせた診察によって診断(証を決定)し,治療を行ってきました.

概念的には『体の不調⇒(東洋医学的)原因検索＋考察⇒(東洋医学的)診断(証の決定)⇒治療(漢方薬処方または鍼治療)』となりますが,もっと極端にいえば『体の不調⇒東洋医学的診察⇒治療』という直感的な医学だったわけです*.

血圧が高いから降圧剤を処方する,あるいは血糖値が高いからインスリンを使う…というような,(多くの場合)症状を伴わない病態に対して行われた医療ではありません.患者さんの症状を改善するために考えられ,実践された医療,それが漢方治療でした.ですから,対症療法こそが本来の漢方治療のフィールドなのです.この古き良き知恵を使わない手はありません.

(*誤解のないように少し解説しますと,江戸時代に隆盛を極めた『古方派』の漢方医は,脈診や腹診によって得られる診察所見と患者の訴えのみによって処方を決定しました.これは,体の中で起きている病態を机上の空論で勝手に推測して処方決定することを良しとせず,客観的な事実によってのみ処方を決めるべきである…と考えていたことによります).

以下,症例の続きです.

症例 検査で異常を認めない胸痛の一例：続き(65歳女性)

考　察：検査結果から器質的疾患はないと考え,漢方による対症療法を提案.服用に同意された.高血圧,糖尿病などの冠危険因子を持ち,父親に狭心症治療歴があったことなどから,心臓についてはいつも不安を感じている…とのことで,気鬱(気滞)による胸部症状を疑った.
処　方：⑯半夏厚朴湯　3包(7.5g)/毎食前
経　過：2週間の服用で胃腸症状などの不都合なし.服用開始6週間後の診察で,『検査で心臓に問題なかったという安心感もあるせいか,胸部症状は起こらなくなった.』とのこと.1日2包に減量して4週間分を追加処方とした.

また，こういうケースもあります．

> **症例** PCI後も胸部違和感が持続した一例（73歳男性）
>
> 診　　断：陳旧性心筋梗塞，冠動脈ステント留置後
> 主　　訴：胸部違和感
> 病　　歴：X年3月冷汗を伴う胸部圧迫感を自覚したため救急受診．心電図上V1-4のST上昇を認めたため，心臓カテーテル検査施行．左前下行枝（#7）：99％狭窄に対してステント留置を行った（peak CK1860）．大きな合併なく経過し，約2週間の入院で退院となったが，喉頭部〜胸部にかけて違和感があるため5月Y日外来受診．
> 既 往 歴：脂質異常症，糖尿病
> 検　　査：冠動脈CT検査を行ったが#7のステント内再狭窄を含め，冠動脈狭窄を示唆する所見認めず．ホルター心電図検査を行うが，胸部症状の明らかな原因と思われる不整脈やST-T変化は認めなかった．

　急性冠症候群の患者さんにPCIを行った…という極めて標準的なケースです．冠動脈CT検査にてステント内の再狭窄を認めなかったにもかかわらず，喉元から胸部にかけて違和感があると言われます．心筋虚血に伴う症状としてはatypicalだなぁ…と内心思っていても，PCI後の患者さんが胸部不快感を訴えられたら調べない訳にはいきません．冠動脈CTで調べてみましたが冠動脈には問題なし．ホルター心電図でも特に原因らしい所見が見当たりませんでした．さあ，どうしましょう．

> **症例** PCI後も胸部違和感が持続した一例：続き（73歳男性）
>
> 考　　察：心筋梗塞に罹患したことによる不安感から気鬱（気滞）の状態となった可能性もあると思われたが，眼瞼部の色素沈着，舌の暗赤紫化，左右の臍傍圧痛あり，痔疾などから瘀血スコア45点の重症瘀血病態と判断．また，心筋梗塞自体がまさに瘀血の状態であることから，⑯半夏厚朴湯などの理気剤の前に駆瘀血剤を追加処方することとした（22〜33頁「漢方薬を上手く使うコツ　その1　気血水の概念を取り入れる」参照）．
> 処　　方：㉕桂枝茯苓丸　3包（7.5g）/毎食前
> 経　　過：4週間後，『漢方薬が効いたのかどうかはよくわからないが，症状は軽くなったような気がする．』とのこと．処方継続として，更に4週間後の再診時，胸部症状は感じなくなったとのことで一旦桂枝茯苓丸は終了することとした．

　心臓が悪いと言われたことがなかった人が急に『心筋梗塞』と診断されると，胸のあたりで感じる違和感・症状の全てが心臓に関連しているのではないかと思えてしまう…よくあることですよね．不定愁訴に近い症状にいちいち取り合っていたらキリがない…という意見もあると思いますが，うまく対症療法で対応できれば患者さんには

喜ばれるでしょう．患者満足度もアップし，外来診療時間も短縮できる…一挙両得です．やはりそんなときにも，抗不安薬という選択以外に漢方薬という引き出しを持っていれば有利にことを運ぶことができます．

　この症例のように，冠動脈病変の悪化を認めないことが明らかな虚血性心疾患の患者さんにおいては，まず桂枝茯苓丸のような瘀血の改善を図る処方（駆瘀血剤）の処方から考えるのがよいでしょう．特に，後述する瘀血スコアが高い症例においては，選択肢として知っておいて頂きたい処方です．

　エビデンスに基づいた標準治療を実践する中でうまく取りきれない症状を緩和し，患者満足度を上げるために漢方薬を使う．循環器診療における漢方薬の存在意義は，主にここにあるのだと思っています．

漢方エキス製剤の基本的な使い方

ズバリ要点

- 初回処方はまず2週間分から．
- 複数のエキス製剤を併用する場合，生薬の重複に注意する
  ⇒特に甘草．
- 食前または食間の服用が望ましいが，食後でも構わない．
- エキス製剤は微温湯に溶かして飲むとよい．
- お茶やコーヒー，牛乳などは避け，出来るだけ水で服用する．

解説

　まずは，漢方エキス製剤の基本的な使い方から説明していきましょう．今回は前作の発展編という位置づけと考えていますので，より詳しい内容までお話し出来ればと思います．

漢方薬の処方期間

　私の外来では，初回の漢方処方を2週間分としています．
　『仕事があるからそんなにすぐには受診できない』とおっしゃる患者さんの事情もわかりますが，遅くとも3週間後には来て頂くようにお願いしています．
　『味が苦手でどうしても飲めなかった…』
　『飲み始めてから便秘するようになった…』
　『胃が痛むようになった』
　『薬を飲みはじめてから体が痒くなった』
といった漢方薬服用に伴う不都合は，2週間も服用してもらえば出て来ます．薬が身体に合わなかった人に話を聞くと，概ね3日から1週間の服用で症状が出ることが多いようです．初めから長期処方にしてしまうと，飲めなかったときに残る薬が無駄になってしまいます．ですから，無駄になる可能性のある薬を少しでも減らすために，初回処方は原則2週間分とさせてもらっているのです．
　さらに言うと，漢方薬は化学合成することが出来ません．全ての生薬は，天然の植物，動物，鉱物の薬用部分を乾燥させ，物によっては加工を加えて作ったものです．そういった意味では，大切な資源である漢方薬（生薬）を無駄にしてしまうことは本当にもったいないのです．
　2週間後の診察で，不都合なく服用できることが確認できたら，長期処方が可能に

なります．但し，私の場合，そこから1ヵ月後に再診して頂き，血液検査による副作用チェックを行います．これは2週間後（初診から1ヵ月後）でもよいのですが，ある程度薬の効果が出ていることを期待する時期に来院して頂くことを考えると，初診から6週間後のほうがよいと思っています．

　薬の効果判定をどの時点で行うかについては，治療対象となっている疾患や症状によって様々ですから一概に言えませんが，1〜3ヵ月後に判断することにしてはどうかと思います．難病や慢性疾患に伴う症状であれば，当然効果が出るのに時間がかかる場合もあるでしょう．

　昔の名医が残した書物の中には，『半年間服用してもらって，ようやく効果が出た』というような記載があります．効果が出るまで半年間我慢してもらうというのは，余程見立てに自信がなければ出来ません．ちなみに…私が一番長く我慢してもらった患者さんは1年間飲み続けてくれました．月経困難症の方でしたが，診察所見から『当帰芍薬散が効くはず』という確信があったため，再診の度に『まだ効きません』と言われても『もう少し続けましょう』といって飲んで頂きました．結局，初診から12回目の生理の際，生理痛は起こりませんでした．つまり，効果が出るのに1年かかったわけです．あまりにも唐突にその日が訪れたので，患者さん本人もビックリしたそうです．『これまでに何度も薬を飲むのを止めようと思ったけど，先生を信じて良かった！生理痛がない生理は初めてのことでした．』と笑顔で言って下さいました．その後，生理痛は再発することなく経過していますが，『脚がむくむこともなくなったし，あの薬は私に合っていると思う』とのことで，当帰芍薬散は減量のうえ処方継続中です．

複数のエキス製剤を併用する場合の注意点

　複数のエキス製剤を併用する方法については「漢方薬を上手く使うコツ　その2　漢方エキス製剤を組み合わせて使う」（34〜40頁）で改めて述べますが，基本的な注意事項として，生薬の重複に注意する必要があります．

　例えば，1.5gの甘草を含有するエキス製剤Aと同量の甘草を含むエキス製剤Bを併用すれば，トータル3.0gの甘草を服用することになります．

　（例）エキス製剤A：甘草　1.5g ＋エキス製剤B：甘草　1.5g
　　　⇒　甘草服用量：合計3.0g

　AとBそれぞれ処方単独であればそれほど多いとはいえない甘草であっても，併用すれば倍の甘草を服用していることになる…．考えてみれば当たり前のことなのですが，意識していないと見落としてしまいます．

> **症例**　芍薬甘草湯と小青竜湯を併用した一例（64歳女性）
>
> 病　　歴：X年10月より，こむら返りに対して㊿芍薬甘草湯エキス1包/眠前を処方中．X+1年2月，花粉症に対する⑲小青竜湯処方希望で受診．昨年までは他院（耳鼻咽喉科）で処方されていたが，特に副作用らしい症状はなかった．
> 身体所見：血圧138/82mmHg，脈拍68回/分（整），下腿浮腫（±）
> 経　　過：いつもスギ花粉が飛ぶ季節に入る前に2ヵ月分処方してもらっていた…とのことで，小青竜湯　3包（9.0g）/毎食前を60日分処方した．

　この症例は，理解を深めるために作った架空の症例です．

　芍薬甘草湯が1日3包ではなく1包/眠前で処方されていることから，甘草の量に気を遣って処方されていることがわかります．それでも芍薬甘草湯1包の甘草量は2.0gです．一方，小青竜湯には1日量で3.0gの甘草が含まれています．両者を併用すると，甘草の総量は5.0gということになります．1日量として2.5g以上含まれる場合，アルドステロン症，ミオパチー，低カリウム血症が悪化するおそれがある…とされていますので，5.0gといえばその倍，非常に多い量ということになります（小青竜湯の3.0gだけでも実は多いのです）．

　ところが，芍薬甘草湯，小青竜湯ともにOTC医薬品としても販売されているような薬ですから，処方する医者にとっても敷居が低くなっている可能性があります．

　『先生，花粉症の漢方出して下さい．えーっと，小青竜湯だったかな．いつもは耳鼻科でもらっているんだけど，今回はここで出してもらえませんか．毎年花粉症の時期には飲んでいるので慣れてますから．』

　普段から外来通院されている患者さんからそんな風に言われると，処方してあげたくなりますよね．服用歴があるという安心感もあり，『わかりました．今回は私が処方しましょう』ということになったケースです．ここで，小青竜湯に甘草がどれだけ入っているかを確認できればよいのですが，『毎年飲んでいる』，『飲み慣れている』という言葉を聞くと，つい油断してしまうかもしれません．

　結果的に，次回受診されたときには脚がパンパンに腫れている…あるいは血圧が180mmHgに上がっている…という可能性があるのです（北村　順：医師が語る処方箋の裏側「小青竜湯を服用中の患者に家庭血圧の測定を勧める理由」，日経ドラッグインフォメーション4月号，p16，2014）．慌てて採血するとカリウム2.2mEq/L！なんてことも…．確かに小青竜湯単独であれば，飲み慣れていて何も感じなかったかもしれませんが，去年は眠前の芍薬甘草湯を飲んでいなかった…これは大きな違いです．

　気軽さで言えば，葛根湯も割と簡単に処方してしまう漢方薬ではないかと思います．落語の演目にも出てくるほどポピュラーな薬ですが，『1日量の葛根湯に甘草が

2.0g含まれている』と意識しつつ処方したことがある方は少ないのではないでしょうか．

　このように，単独の処方であれば問題ない薬でも，2〜3種類併用する場合には特定の生薬が増えすぎてしまわないように，注意しなくてはなりません．とりわけ甘草はエキス製剤の約7割に含まれているため，併用によって量が増えがちになります*．気をつけましょう．

　(*甘草は，性質の異なる生薬を調和させたり，生薬の偏性や毒性を軽減し，薬力を緩やかにするなどの役割を果たすため，生薬同士のつなぎ役として使われます．結果的に多くの漢方薬に使われることになっています(神戸中医学研究会(編著)：中医臨床のための中薬学，東洋学術出版社，2011))

漢方薬の服用法：タイミング

　漢方薬は『食前または食間に服用するのが望ましい』とされていますが，実は傷寒論や金匱要略をはじめとする古典の書物中に服用のタイミングに関する記載はほとんどありません．歴史的にはいつ誰が，食前または食間の服用がよい…といい始めたかはわかっていないのです．しかし近年の研究で，空腹時の服用が望ましいとする理由も明らかとなっています(久保道徳：漢方薬服用患者への情報提供．薬局 48：1065-1066, 1997)．

＜理由その1＞空腹時の服用は安全

　麻黄や附子などアルカロイドを含有する生薬は，空腹時(胃酸のpHが高いとき)の方が緩徐に吸収されることがわかっています．そのため，空腹時に服用すれば安全に服用できるのです．このことは，生薬中の有効成分が製造過程においてモニタリングされ，管理されているエキス製剤においてはあまり問題になりませんが，生薬を用いて煎じ薬として漢方薬を処方する場合には安全面で重要なポイントとなります(平山秀樹：漢方調剤研究 6：p.18, 1998)．

　附子はトリカブトの根っこから作る生薬です．トリカブトは殺人事件に使われたこともあるような毒性の強い植物ですから，毒性を軽減させる工夫(処理)をしてから使う訳ですが，有効成分アコニチンが毒性も持っているため使い方が難しいものです．前述のとおり，空腹時に服用すると吸収が緩徐になるのですが，古人は空腹時に服用した方が附子による副作用が少ないことを経験的に知ったのではないかと思います．

　葛根湯や麻黄湯など，急性の発熱性感染症に対して速く効かせたい麻黄含有処方の場合は，エフェドリンの血中濃度を早くあげるために胃酸を希釈した方がよいこ

表1 麻黄を含む処方
葛根湯,葛根湯加川芎辛夷,小青竜湯,麻黄湯,越婢加朮湯,薏苡仁湯,麻杏甘石湯,防風通聖散,五積散,麻杏薏甘湯,神秘湯,五虎湯,麻黄附子細辛湯
〈副作用〉
血圧上昇,頻脈,心筋虚血悪化,胃腸障害など

表2 附子を含む処方
八味地黄丸,桂枝加朮附湯,真武湯,大防風湯,牛車腎気丸,麻黄附子細辛湯
〈副作用〉
心悸亢進,のぼせ,舌のしびれ,悪心

とになります.したがって,何かを食べてから飲む,あるいは沢山の水分(微温湯)で服用するといった工夫ができるかもしれません(田代眞一:漢方調剤研究6:p.6,1998).

ちなみに,麻黄と附子の両方を含む処方に麻黄附子細辛湯があります.『循環器医が知っておくべき漢方薬』の47~48頁,『心不全』の中で,『風邪の引き始めに麻黄附子細辛湯』として取り上げた処方です(表1,2).

＜理由その２＞速やかに下部消化管に届くことで吸収が促進

配糖体を有効成分とする生薬を配合した漢方薬では,下部消化管で腸内細菌によって糖が切り離されて脂溶性が高くなることで吸収が促されます.そのため,空腹時に服用した方が早く下部消化管に到達することで,より効率よく薬効が現れやすい…と考えられています.

食前か食間,空腹時の服用が望ましい…といっても,飲まないことには効きませんから,食前・食間に飲み忘れたから飲まなかった…ということのないようにしないといけません.それでなくても『1日3回服用』というかなり面倒な薬なので,服用することに対する敷居を上げないようにすることが大切です.私は,『食前に飲み忘れたら食後でもOK.昼に飲み忘れたら,その分を眠前にまわしてもらっても結構です.とにかく"1日に3包飲む"ということを目標にしましょう.』と説明するようにしています.そして,空腹時に濃い緑茶やコーヒーを飲むと胃の調子が悪くなるような胃腸虚弱の人の場合は,胃の負担を軽減するために食後服用に変更する柔軟性も必要です.

漢方薬の服用法:飲み方

エキス製剤は基本的に粉薬(顆粒または細粒)がほとんどですから,水でゴックンと飲み下しても良いのですが,一般論でいうと漢方薬の多くは『温服が望ましい』とされています.

表3　漢方煎じ薬の煎じ方

煎じる生薬と水（約600mL）を土瓶などの容器に入れ，最初からとろ火でコトコト煮詰める．
40～50分加熱したあと火を止め，熱いうちにカスを濾した液が約300mLになるように煮詰める．
煎じあがった薬は冷蔵庫に保存し，24時間以内に服用する．
服用回数は1日2～3回に分け，服用時には人肌程度に温めて服用する．

（日本東洋医学会学術教育委員会：専門医のための漢方医学テキスト―漢方専門医研修カリキュラム準拠，南江堂，p.80，2009）

　元々○○湯（葛根湯など）と名付けられている漢方薬はいわゆる煎じ薬でした（それに対してエキス製剤はインスタントコーヒーのようなものです）．煎じ薬は，表3の要領で作りますが，『服用時には人肌程度に温めて服用する』と記載されているように，基本的に温服することが推奨されています．

　したがって，エキス製剤も微温湯に溶かしてから服用することで，より本来の煎じ薬に近い状態で服用することができます．このことは，冷え症に対して漢方薬を処方する場合には患者さんの身体を物理的に温めることにもなりますし，漢方薬本来の香りを感じながら飲むことがプラスαの効果を生むかもしれません（揮発性成分はエキス製剤製造の時点で減ってしまっているはずですが…）．

　ちなみに…エキス製剤を微温湯に溶かす際，コップに薬と水を入れてからレンジで温めるというのはお勧めしません（57頁 Column ②「エキス製剤レンジでチンはやめておく」参照）．

　さて，逆に冷服が好ましいケースもあります．

　まず，悪心・嘔吐を訴えている場合．この場合は，温めることで悪心・嘔吐を悪化させてしまう可能性がありますから，冷めたままの状態で服用した方がよいでしょう．小半夏加茯苓湯（しょうはんげかぶくりょうとう）という妊娠悪阻や急性胃腸炎に伴う嘔吐に用いる薬は，一旦微温湯で溶かしたあとそれを冷やし，氷などを浮かべて少しずつ口に含んで飲むようにするとよいとされています．

　吐血・喀血を認める場合や清熱剤を服用する際にも，冷服が望ましいとされていますが，吐血・喀血を認めているときに漢方薬で何とかしよう…というのは，現代ではあり得ないですね．清熱剤と呼ばれる漢方薬には，白虎加人参湯（びゃっこかにんじんとう）や黄連解毒湯（おうれんげどくとう）などがありますが，薬効として身体にこもった熱を冷ますことを期待する薬を温めて服用するというのは，目的とは逆の投与法になってしまいます．

　さらに，温清飲，茯苓飲など，薬の名前が『飲』で終わる薬は，冷服が推奨されています．

　最近，『服薬ゼリー』という薬を飲むためのゼリーが販売されていますが，漢方薬服用に特化した商品も出ています．メーカー側は，漢方薬特有の味や香りを抑えて飲みやすくする…，薬の吸収を妨げない…と謳っていますが，そのことよりも，『少ない水分で飲める』ということが最大の利点でしょう．スムーズに飲み込めるため，少

ない水分で飲み下すことができる訳ですが，水分のとり過ぎに注意が必要な慢性心不全患者にはお勧めしたい服用法です．

漢方薬の味やエキス顆粒を飲むこと自体が苦手な患者さんの中には，オブラートに包んで飲む…という方がおられますが，オブラートで包んだ薬が結構な大きさになります．その結果，喉に詰まってしまうということもありますから，オブラートはあまりお勧めしません．ゼリーに混ぜて服用する方が良さそうです．

お茶で飲んではダメなのか？

『漢方薬は，お水以外の飲み物で飲んじゃダメなんですか？』と患者さんからよく質問を頂きます．

例えば，職場でのお昼前．手元にペットボトルのお茶はあるけど水はない…こんな状況ありますね．私も，外来のお供に携えていくのは水ではなくお茶…ということも多いですし，患者さんを待たせているのに水を汲みに行くような余裕はない…そういう状況はしょっちゅうあります．そんなときは，多少効果が落ちても飲まないよりまし…と考えて，お茶で飲むようにしています．

理屈を言えば，お茶やコーヒーに含まれているタンニンが漢方成分と化学反応を起こしてしまう可能性があるため，水での服用が望ましい…ということになります．また，牛乳で飲む場合は，蛋白質が薬の成分と結合してしまい，吸収率が低下すると言われています．但し，これが漢方薬服用の敷居を上げてしまうようでは本末転倒です．基本的には水（微温湯）で服用することが望ましいが，たまたま手元にお茶や牛乳しかなかったときにはそれでもよい…くらいの気楽さを持って頂いた方が良いでしょう．…それでも，コーラや炭酸水などの炭酸飲料はオススメしません．エキス顆粒が炭酸によって浮かび上がるので上あごにくっついてしまい，とても飲みにくくなりますから．

ここで少し脱線…．実は，水以外の飲み物で服用すると効果が上がるとされている薬があります．

まず，川芎茶調散（せんきゅうちゃちょうさん）．このお薬は，風邪に伴う頭痛などの際に服用する薬ですが（『循環器医が知っておくべき漢方薬』の66頁），その名の中に『茶』という文字が入っているように，お茶で服用するとよいと言われています．お察しの通り，成分としてお茶っ葉（生薬名は茶葉（ちゃよう）です）が1.5g入っています．茶葉が入っているのだから，お茶で飲んでも悪くない訳ですね．

＜川芎茶調散＞
- 効能または効果：風邪，血の道症，頭痛
- 構成生薬：香附子，川芎，羌活，荊芥，薄荷，白芷，防風，甘草，<u>茶葉</u>

次に，八味地黄丸．この薬は，出典である金匱要略に条文として次のように書かれています．

『虚労腰痛，少腹拘急，小便不利者，八味腎気丸主之．腎気丸方：乾地黄八両，山薬，山茱萸各四両，澤瀉，牡丹皮，茯苓各三両，桂枝，附子(炮)各一両．上八味末之，煉蜜和丸梧子大，<u>酒下十五丸</u>，加至二十五丸，日再服．』(金匱要略：血痺虚労病篇)

図　腎気丸(地黄丸)類

八味腎気丸というのは八味地黄丸の別名です．八味地黄丸に，牛膝と車前子を加えた牛車腎気丸という薬がありますが，ともに腎気丸類に属する兄弟処方です(図)．ちなみに，八味地黄丸から桂枝と附子を抜いた六味(地黄)丸も腎気丸類の薬です．このように，関連処方(兄弟処方)の含有生薬の違いから，薬の特徴を掴んでいく…というのも，漢方処方がうまくなるコツですね．

話を戻します．この条文の『虚労にて腰痛み，少腹拘急し，小便利せざる者は，八味腎気丸之を主る』というのは，腎虚によって腰が痛み，下腹も引きつれて痛み，尿の出が悪い患者は八味地黄丸の適応である…ということを表しています．腎虚というのは，親から授かった腎の力(≒生命力・体力)が低下している状態のことを意味します．言い方を変えれば，年齢的な衰え…と考えてもよいかもしれません．

『腎気丸方：乾地黄八両，山薬，山茱萸各四両…(中略)…各一両』は，八味地黄丸に含まれる生薬8種類とその分量を説明した記載です．

続いて，八味地黄丸の作り方と飲み方が書かれているのですが，『上八味，之を末とし，蜜に煉り「梧子大」の如く丸め，<u>酒にて</u> 15丸を飲み，加えて25丸に至り，日に再服す』と書かれています．梧子というのはアオギリの実のことで，大きさは直径4〜5 mmだそうです(日本東洋医学会学術教育委員会：専門医のための漢方医学テキスト─漢方専門医研修カリキュラム準拠，南江堂，P.81，2009)．8種類の生薬を粉末にして蜜に練り込み，梧子の大きさ(直径4〜5 mm)に丸めたものを，酒で15粒ほど服用する…というのです．

このように八味地黄丸は古来から酒で飲むことが推奨されており，そのような飲み方を実践することで効果が高まる可能性があります．

小児・妊婦・CKD患者への漢方処方

ズバリ要点

- 小児の服用量は
    - 15歳未満7歳以上　…　成人用量の2/3
    - 7歳未満4歳以上　…　成人用量の1/2
    - 4歳未満2歳以上　…　成人用量の1/3
    - 2歳未満　　　　　…　成人用量の1/4以下
- 妊婦への漢方エキス製剤処方は安全性が確立していないため，有益性が危険性を上回る場合にのみ最低限の期間投与とする．もちろん流早産のリスクがある漢方薬は避ける．
- CKD患者に対する漢方薬処方は比較的安全である．

解説

小児への処方について：用量

小児用量については，厚生省薬務局監修の『新一般用漢方処方の手引き』に次のように記載されています（表1）．

表1　小児用量

小児用量は，大人を1とするとき
15歳未満7歳以上　…　成人用量の2/3
7歳未満4歳以上　…　成人用量の1/2
4歳未満2歳以上　…　成人用量の1/3
2歳未満　　　　　…　成人用量の1/4以下　である．

（厚生省薬務局（監）：一般用漢方処方の手引き．薬業時報社，p.2, 1995）

私は自分の子供の体調不良に対して，出来る限り漢方薬で対応してきました．もちろん，脱水になっているときには五苓散を飲ませるだけでなく点滴も行いましたし，抗菌薬や抗ウイルス薬が必要なときにはその力を借りましたが，漢方で対応できるものについては極力漢方だけで治そうと考えてきたのです．自分自身や家族の治療は難しい…と感じている先生も多いと思いますが，私の場合，漢方に関しては，『自分の家族にも使えないような薬を，患者さんに使える訳がない』という変な意地がありました．その結果，『パパ，全然効かないね』と言われることもありましたが…．

基本的には上記用量に準じて処方していた訳ですが，早く効かせたいと思うときには倍量投与していました．それでも問題が生じたことは一度もありません．薬ですから，やはり量が多い方が強く効くという傾向があります．そもそも，日本のエキス製剤に含まれる生薬量は中国で使われている量に比べてかなり少なくなっています．安

全性が高い代わりに，効果はマイルドな可能性があるのです．

　成人用量の1/3…というと，成人用量1日3包のエキス製剤を1日1包服用することになります．ということは1包を3回分に分ける必要があります．これは目分量で分けても全く問題ありませんが，残ったエキス顆粒の保存に工夫が必要です．エキス顆粒は吸湿性が高いので，封を開けた薬をそのままにしておくと湿気を帯びて変色したり，固まってしまうなどの変化が起こります（石田泰嗣ほか：漢方エキス製剤の吸湿性に関する検討．漢方調剤研究1：23-25，1993）．開封してもその日のうちに飲むのであれば含有成分の変性やカビが生えるようなことはないと思いますが，私は残りを冷蔵庫に入れて保存するようにしていました．

小児への処方について：飲ませ方

　前述のとおり，漢方エキス製剤の7割に甘草が含有されています．甘草は読んで字のごとく"甘い"生薬なのですが，その甘さがどの程度かご存知でしょうか？　…なんと砂糖の150倍だそうです．お菓子や清涼飲料水等の甘味料としても使われるほど甘いのです．さらに，エキス顆粒を作る際には賦形剤として乳糖やデンプンが使われています．甘草に加えて乳糖まで入っているということは，かなり甘い薬…ということになるはずですが，漢方独特の香りや苦味があるためか子供はなかなか飲んでくれません（…種類によっては大人でもなかなか飲んでくれません）．私の子供も小さい頃は飲むことを嫌がりました．

　小児に漢方薬を服用させるための工夫は色々ありますが，やはり味と香りをマスクしてしまうのが効果的です．ヨーグルトやゼリーに混ぜる，あるいはアイスクリームやシャーベットなどの冷菓と一緒に飲ませるとよいでしょう．また，飲み物としてはココアで飲むと香りと味がマスクされやすいため飲みやすくなります．桂枝（桂皮）が入った処方の際にはアップルジュースで飲むとよいという説もあるようです．

妊婦への処方について

　妊娠中の服用禁忌とされている漢方生薬は，日本の製薬会社が製造する医療用エキス製剤には含まれていません．したがって，短期間の服用であればどの漢方エキス製剤も基本的には問題ないといえるでしょう（保険薬以外のものはその限りではありません）．

　但し，大黄，芒硝，紅花，桃仁，牡丹皮，牛膝，附子，薏苡仁などの生薬によって流早産の危険性があるため，それらを含有する薬剤は，妊婦または妊娠している可能性のある婦人には投与しないことが望ましい…とされています（表2）．また，それら以外の漢方エキス製剤も妊娠中の投与に関する安全性は確立していないため，添付文書上，"妊婦又は妊娠している可能性のある婦人には，治療上の有益性が危険性を上

回ると判断される場合にのみ投与すること"とされています．

私が実際にどうしているかといいますと…妊娠中の方にはできるだけ漢方薬を処方しないようにしています．動物実験でも明らかな催奇形性が示された漢方薬の報告はありませんし，

表2　流早産の危険性のある漢方エキス製剤

乙字湯，大柴胡湯，大黄牡丹皮湯，潤腸湯，治頭瘡一方，桃核承気湯，防風通聖散，調胃承気湯，大黄甘草湯，治打撲一方，通導散，三黄瀉心湯，麻子仁丸，大承気湯，桂枝加芍薬大黄湯，茵蔯蒿湯，加味逍遙散，桂枝茯苓丸，疎経活血湯，六味丸，温経湯，桂枝茯苓丸加薏苡仁，八味地黄丸，大防風湯，牛車腎気丸，桂枝加朮附湯，真武湯，麻黄附子細辛湯，薏苡仁湯，麻杏薏甘湯

2000年に及ぶ漢方の歴史の中で経験的に禁忌薬，慎重投与薬は明らかとなっています．しかしながら，万一流産した場合に，『あのときに飲んだ漢方薬が悪かったんじゃないだろうか…』という後悔の念を抱いて欲しくありません．そして，何か不都合なことが生じたときに，『自分の専門診療科でないからあとは産科におまかせ』という無責任な対応をしたくないのです．処方するとしたら，安胎薬と考えられている当帰芍薬散（假野隆司ほか：不妊症治療ならびに安胎薬として漢方方剤を投与した分娩200例の予後の臨床的研究．日本不妊学会雑誌 36：612-620，1991），あるいは妊娠悪阻に対する小半夏加茯苓湯ですが，それもできるだけ短期間の服用にしてもらっています．

腎不全・CKD症例への処方について

講演後の質疑応答で，『腎機能が悪い患者さんに漢方薬を処方するときの注意点はあるか？』という質問をよく頂きます．西洋薬では，腎機能によって投与量を調整することも多いですから，そういう疑問をもたれるのも当然といえば当然です．

結論を言いますと…実は腎機能への影響はほとんど気にしていません．実際，漢方外来の患者さん，ほぼ全員に対して血液検査を行っていますが，少なくともエキス製剤を処方している限りにおいては腎機能悪化を認めたことはありません（逆にクレアチニンが下がった…ということはありますが…）．

透析患者さんにおいても，不均衡症候群に五苓散，こむら返りに対する芍薬甘草湯などは頻用処方と言ってもよいくらいです．週3回血液透析中の患者さんのカリウム制限が1,500mg/日と考えた場合，エキス製剤に含まれるカリウム量は100mg/日程度ですから，ほぼ影響はないといえるでしょう（日本東洋医学会学術教育委員会（編）：専門医のための漢方医学テキスト―漢方専門医研修カリキュラム準拠，南江堂，2009）．さらに，菌血症のリスクや腎性貧血などを考えると，気と血の両方を補う十全大補湯のような薬は，透析患者さんの体調管理にはお勧めしたい処方ですし，昨今は社会の高齢化に伴って透析患者の平均年齢も上がっていますから，サルコペニア対策も考えたいところです．そうなると，八味地黄丸や牛車腎気丸のような

抗老化作用・抗サルコペニア効果を有するとされる薬も適応となるでしょう（萩原圭祐：サルコペニアに対する漢方補腎薬の効果について―老化促進マウスでの検討―．Geriatric Med 52：1247-1249, 2014）．

『少なくともエキス製剤を処方している限りにおいては腎機能悪化を認めたことはありません』と書きましたが，実は漢方薬に関連した腎障害として，アリストロキア腎症という副作用が知られています．これは，アリストロキア酸というウマノスズクサ科植物に含有される成分による腎障害ですが，日本国内で医薬品として承認されている生薬および漢方製剤にはアリストロキア酸が含有されていないため，日本のエキス製剤を服用する限り起こることのないはずの副作用です（牧野利明：いまさら聞けない生薬・漢方薬，医薬経済社，p.89-94, 2015）．ご安心下さい．

Column① 漢方薬の副作用について

漢方薬で患者満足度を上げる…と謳っている本書ですが，患者満足度を「下げないこと」も重要です．安全性に対する患者さんの期待が大きい分，副作用が出たときには落胆も大きくなってしまうのです．

①漢方薬にも副作用があることを患者さんに理解してもらう

私は漢方外来の初診時，「漢方薬にも副作用がある」と説明しています．少しでも話しておくとイザという時に患者満足度を下げずにすみます．

②長めに処方する場合は副作用を早めに見つけるための予防線を張る

初診から4～6週後を目安に血液検査を行います．項目は，CBC（血液像），総ビリルビン，AST，ALT，LDH，BUN，クレアチニン，Na，K，Cl，BNP等です．漢方薬による薬剤性肝障害は，アレルギーが発症機序に関与している場合があるため，好酸球増加のチェックは必須です．AST高値，ビリルビン上昇を認める場合が多いとされていますが，LDHのみわずかに上昇するケースを経験します．偽アルドステロン症では低カリウム血症となりますので，ミネラルもチェックします．体液貯留に対してはBNPが鋭敏に反応します．間質性肺炎を見逃さないため，咳が出ていないかどうかについての問診も忘れないようにしましょう．

③副作用が出てしまったときに速やかに対応する

副作用が出た場合は，服用を中止します．基本的には服用中止によって副作用は改善します．低カリウム血症が生じた場合はスピロノラクトンの処方を検討します．重症の場合，QT延長や低カリウム血性ミオパチーが起こりますので，入院加療を行います（笹森博貴ほか：甘草による水分貯留と低カリウム血症を来した高齢者症例．第19回日本心不全学会学術集会抄録集，p.247, 2015）．

漢方薬を上手く使うコツ　その1
気血水（きけつすい）の概念を取り入れる

ズバリ要点

- 気血水の考え方は現代医学的思考にも取り入れやすい．
- 気血水の変調を改善させることが標準治療の効果を高める．
- 気血水の変調は特有の症状から疑う．
- 漢方薬の効果が得られなかったときには，気血水を動かす処方の併用を考える．

解説

　さて，ここからは漢方薬を上手く使うためのコツをお伝えしていきたいと思います．

　漢方薬を効かせるためには，正しい『証』の判断とそれに対する適切な処方決定が必要なわけですが，東洋医学・漢方を体系的に学んでいない方にとって，それは簡単ではないでしょう．漢方運用の根底に流れる東洋医学的思想や思考を一から学ぶ時間は多くの方にはありません．特に，循環器診療に身を置く皆さんにとっては学ぶ環境自体がないと思います．さらに，日本漢方と中医学（中国の漢方）でも考え方や診断から処方に至るまでの思考経路は大きく異なっており，漢方の運用をマスターすることを目標にすることは効率的とは言えません．

　流派にかかわらず漢方では，基本的に陰陽，虚実，五行，六病位，気血水など，様々なパラメータを用いてその患者さんの状態・病態を判断していくのですが，そこに現代医学的な思考を導入していくと比較的理解しやすくなります．

　例えば…炎症性疾患には抗炎症作用が期待される漢方薬を処方する，浮腫が病態に悪影響を与えている場合は浮腫を改善する漢方薬を使う…など．このような，病態に応じた処方判断は現代医学的思考と大きな違いはないはずです．

　その際にもっともフィットするのが『気血水理論』です．特に血と水については，ほぼ現代医学的な思考で考えても良い概念だと思います．表1に示したように，気血水には，それぞれが不足する状況と，停滞する状況があると考えて下さい．そして，それぞれに対応する薬が決まっています．

　例えば，血が滞っている場合（瘀血）であれば，血を巡らせる薬である駆瘀血剤が適応となります．具体的には桂枝茯苓丸，当帰芍薬散などを用います．患者さんの訴えている症状，体調不良の根底（または原因の一部）に瘀血があるとしたら，標準治療に併せて駆瘀血剤を使う…そういった治療が，固まった病態を好転させることがあ

表1 気血水の不調とその対応処方

- 気：体内を巡る目に見えないエネルギー
    - 不足　：　気虚　⇒　補気剤：補中益気湯，六君子湯，十全大補湯など
    - 停滞　：　気滞　⇒　理気剤：半夏厚朴湯，女神散，香蘇散など
- 血：体内を巡る赤い色をした液体
    - 不足　：　血虚　⇒　補血剤：四物湯，十全大補湯など
    - 停滞　：　瘀血　⇒　駆瘀血剤：桂枝茯苓丸，当帰芍薬散など
- 水：体内を巡る透明な液体
    - 不足　：　陰虚　⇒　滋陰剤：麦門冬湯，滋陰降火湯など
    - 停滞　：　水滞　⇒　利水剤：五苓散，半夏白朮天麻湯，当帰芍薬散など

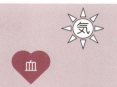

るのです．

　これから気血水の不調について説明していきますが，それぞれの不調があるか否かを判断するうえで寺澤捷年先生の提唱されているスコアリングが参考になると思いますので，引用させて頂きました（寺澤捷年：症例から学ぶ和漢診療学 第3版，医学書院，2012）．

気の不調：気虚

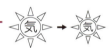

　気は…『体内を巡る目に見えないエネルギー』と説明することができます．元気の気と言ってもよいでしょう．気が過不足なくあって，順調に体の中を巡っている…という状態が理想です．気が理想的な状態にあると，各臓器（漢方的にいえば五臓六腑）が順調に働いてくれます．気が減ってしまうと元気が減る…もう少しわかりやすくいえば『元気がなくなる』わけですね．

　気が減って不足している状況を漢方の言葉で『気虚』と言います．気虚の状態になると，体の元気が不足している訳ですから，全身的には，疲れやすい，体が怠い，気力がない，すぐ眠くなる，風邪をひきやすい…などの症状があらわれます．また，消化機能にも影響しますので，食欲がない，下痢しやすい，すぐ満腹になるなどの症状が出たりもします．さらに，気には固摂作用という働きがあります．これは，『体の中にあるものを外に漏らさないようにする』作用です．…なんのこっちゃ！…ですね（笑）わかりやすく説明します．

　寝汗をかく…と患者さんが言われることがありますが，この『寝汗』は『体の中にあるはずの水分が汗として外に漏れてしまった』と考えます．『尿漏れ』という現象がありますが，気虚の治療薬である補中益気湯などを処方しますと，漏れなくなります．この場合は『体の中にあるはずの水分が尿として外に漏れてしまった』わけです．子宮脱や肛門脱の治療として補中益気湯などの補気剤を用いるのも同様です（この場合

は内臓が外に漏れる…と考えます）．おわかり頂けたでしょうか．

　気虚の治療に用いる薬は，補気剤といいます．具体的には，補中益気湯，六君子湯，十全大補湯などがあります（厳密に言うと十全大補湯は血も補いますので気血双補剤です）．使い分けですが，まずは代表薬である補中益気湯でよいでしょう．食欲不振が強い場合には六君子湯，貧血傾向があるか衰弱が著しい場合には十全大補湯を検討するとよいと思います．

　六君子湯は補気剤の中でも胃腸機能への効果が高い薬です．機能性ディスペプシアに対する効果もあり，摂食促進ペプチドであるグレリンの分泌促進作用によって食欲不振も改善します．

症例　六君子湯が有効であった一例（86歳男性）

主　訴：食欲不振
病　歴：高血圧症，心房細動のため以前より内科通院中．半年以上前から食欲がわかず，上部消化管内視鏡検査を含め原因検索を行うが特に異常を認めなかった．X年7月4日，1週間前から全く食べることができなくなったため，入院加療希望で受診．
身体所見：血圧136/85mmHg，脈拍88回/分（不整），胸部：心雑音聴取せず，呼吸音：清，両側下腿浮腫なし
考　察：補液を行って一時的に全身状態を改善したとしても，食べられない状態が続けば，経管栄養を検討する必要が出てくる．補液と並行して意欲低下，食欲不振の改善を図ることとした．
処　方：㊸ 六君子湯3包（7.5g）/毎食前
経　過：入院後3日間は全く食欲がわかず，食事量0であった．4日目から少しずつ食事が摂れるようになり，7日目以降，全量摂取可能となった．7月14日退院．

『不思議だね．お腹が空くんだよ．』

　この患者さんが私に話してくれた言葉です．『不思議だね』とおっしゃったのは，率直な感想だったのでしょう．これまで全く食欲がなかったのに，漢方薬を飲んだだけでお腹が空く…不思議だと思われるのも無理はありません．

　気虚の症状に対して補中益気湯を処方した72歳の女性も，印象的な話を聞かせてくれました．

　『先生から薬をもらうまでは，"もう人生どうでもええわ"という気持ちだったのよ．ところが，薬を飲みはじめてから生きる気力が湧いてきた．今までは見る気もせんかったバラエティー番組を観てみようという気になるのよ．…不思議やねぇ．』

　やはり『不思議』という感想が口から出ました．気虚に対する補気剤が，生きる『気』力を補ったようですが，患者さんからすると狐につままれたような気分…になるようです．

<気虚による症状>
- 全身症状：疲れやすい，体が怠い，気力がない，すぐ眠くなる
- 消化器系：食欲不振，下痢しやすい，すぐ満腹になる
- 呼吸器系：風邪をひきやすい，風邪が治りにくい，息があがる
- 神 経 系：物事に驚きやすい

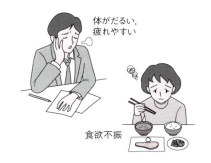

<気虚スコア>

身体がだるい	10	眼光・音声に力がない	6
気力がない	10	舌が淡白紅・腫大	8
疲れやすい	10	脈が弱い	8
日中の眠気	6	腹力が軟弱	8
食欲不振	4	内臓のアトニー症状*	10
風邪をひきやすい	8	小腹不仁**	6
物事に驚きやすい	4	下痢傾向	4

⇒判断基準：総計30点以上を気虚とする．いずれも顕著に認められるものに該当するスコアを全点与え，程度の軽いものには各々の1/2を与える．

* 内臓のアトニー症状：胃下垂，腎下垂，子宮脱，脱肛などをいう．
** 小腹不仁：臍下部の腹壁トーヌスの低下をいう．

（寺澤捷年：症例から学ぶ和漢診療学 第3版，医学書院，p.17，2012）

次の一手

◆ 気虚を疑う場合

1 まずは…
　㊶ 補中益気湯（ホチュウエッキトウ）　3包（7.5g）/毎食前（2週間分）

2 食欲不振があれば…
　㊸ 六君子湯（リックンシトウ）　3包（7.5g）/毎食前（2週間分）

3 貧血（血虚）気味，衰弱著しい場合は…
　㊽ 十全大補湯（ジュウゼンタイホトウ）　3包（7.5g）/毎食前（2週間分）

気の不調：気滞

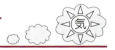

　気滞は，気の流れが滞った状態を表す言葉で，気鬱とも言います．本来下降すべき気が上半身に上ってしまう気逆という状態も気滞の一種です．気の円滑な流れが障害され，滞った結果，関連する臓器に不調が生じます．

　気滞の症状が出現する部位によって治療薬が変わるため一様ではありませんが，呼吸器系に症状があれば半夏厚朴湯，上半身ののぼせ症状で気逆を疑う症状であれば後述する苓桂甘棗湯または桂枝加桂湯の代用薬を処方します．血虚・瘀血の徴候を伴っている女性には女神散を処方します．女神散は上半身に上った気を巡らせることで，のぼせ・めまい，頭痛，肩こりなどを緩和します．

＜気滞による症状＞
- 呼吸器系：咳，くしゃみ，鼻閉，嗄声，ため息，あくび
- 神 経 系：不眠，精神不安，イライラ
- 腹　　　部：ガス貯留，腹部膨満（感）
- 皮　　　膚：かゆみ，発汗
- 上 半 身：のぼせ，めまい，頭痛，動悸，顔面紅潮　⇒気逆（奔豚気）

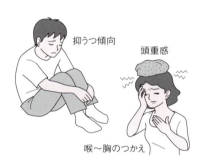

＜気滞（気鬱）スコア＞

抑うつ傾向*	18	時間により症状が動く**	8
頭重・頭冒感	8	朝起きにくく調子が出ない	8
喉のつかえ感	12	排ガスが多い	6
胸のつまった感じ	8	噯気（げっぷ）	4
季肋部のつかえ感	8	残尿感	4
腹部膨満感	8	腹部の鼓音	8

⇒判断基準：いずれも顕著に認められるものに当該スコアを与え，程度の軽いものには各々の1/2を与える．総計30点以上を気滞（気鬱）とする．

*　抑うつ傾向：抑うつ気分，物事に興味がわかない，食欲がない，食物が砂をかむようで美味しくないなどの諸症状からその程度を判定する．
**時間により症状が動く：主訴となる症状が変動すること．

（寺澤捷年：症例から学ぶ和漢診療学 第3版，医学書院，p.24，2012）

気血水の概念を取り入れる

<気逆による症状>
- 冷えのぼせ
- 発作性の頭痛
- 動悸発作
- 発作性血圧上昇
- 顔面紅潮
- 焦燥感におそわれる
- 咳嗽, 嘔吐

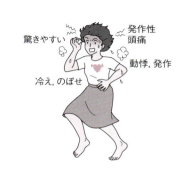

<気逆スコア>

冷えのぼせ*	14	物事に驚きやすい	6
動悸発作	8	焦燥感に襲われる	8
発作性の頭痛	8	顔面紅潮	10
嘔吐（悪心は少ない）	8	臍上悸**	14
怒責を伴う咳嗽	10	下肢・四肢の冷え	4
腹痛発作	6	手掌足蹠の発汗	4

⇒判断基準：いずれも顕著に認められるものに当該スコアを与え, 程度の軽いものには各々の1/2を与える. 総計30点以上を気逆とする.

* 冷えのぼせ：上半身に熱感があり, 同時に下肢の冷感を覚えるもの. 暖房のきいた室内に入ると誘発されるものがあり, これも14点与えてよい.

**臍上悸：正中部の腹壁に軽く手掌を当てた際に触知する腹大動脈の拍動をいう.

（寺澤捷年：症例から学ぶ和漢診療学 第3版, 医書書院, p.33, 2012）

次の一手

◆ 気滞を疑う場合

1 呼吸器系に症状があれば…
- （16）半夏厚朴湯（ハンゲコウボクトウ） 3包（7.5g）/毎食前（2週間分）

2 気逆を疑う症状があれば…
- （39）苓桂朮甘湯（リョウケイジュツカントウ） 2包（5.0g）
- （72）甘麦大棗湯（カンバクタイソウトウ） 2包（5.0g）/朝・夕食前（2週間分）

  （⇒ 62頁「処方の実際　発作性の頻脈・動悸・血圧上昇は奔豚気を疑う」参照）

3 瘀血・血虚の徴候とのぼせ・めまいのある女性には…
- （67）女神散（ニョシンサン） 3包（7.5g）/毎食前（2週間分）

血の不調：血虚

　血虚は，体内の血が不足した状態です．貧血に近い状態ともいえますが，皮膚の乾燥や脱毛，爪の変形などの症状としてもあらわれます．

　血虚治療の代表薬は四物湯ですが，気虚も併発している場合は十全大補湯を用います．十全大補湯は気血双補剤と呼ばれる薬で，補血剤の四物湯と補気剤の四君子湯の両方を含んでおり，気と血の両方を補います（図1）．

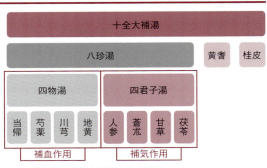

図1　血と気の両方を補う十全大補湯

＜血虚による症状＞
- 顔色が悪い，皮膚が乾燥して荒れやすい，脱毛
- 爪の変形，手足のあかぎれ
- 集中力低下，眼精疲労，耳鳴り
- めまい，立ちくらみ
- 筋肉痙攣，こむら返りをよく起こす
- 月経不順，過少月経

（髙山宏世：弁証図解 漢方の基礎と臨床，日本漢方振興会三考塾，20-21，2013 より引用）

＜血虚スコア＞

集中力低下	6	顔色不良	10
不眠，睡眠障害	6	頭髪が抜けやすい*	8
眼精疲労	12	皮膚の乾燥と荒れ，赤ぎれ	14
めまい感	8	爪の異常**	8
こむら返り	10	知覚障害***	6
過少月経・月経不順	6	腹直筋攣急	6

⇒判断基準：いずれも顕著に認められるものに当該スコアを与え，程度の軽いものには各々の1/2を与える．
　　　　　総計30点以上を血虚とする．
*　　頭部のフケが多いのも同等とする．
**　爪がもろい，爪がひび割れる，爪床部の皮膚が荒れてササクレるなどの症状．
***ピリピリ，ズーズーなどのしびれ感，ひと皮かぶった感じ，知覚低下など．

（寺澤捷年：症例から学ぶ和漢診療学 第3版，医学書院，p.43，2012）

◆ 血虚を疑う場合

1 まずは…
(71) 四物湯（シモツトウ）　3包（7.5g）／毎食前（2週間分）

2 気力低下，衰弱著しい場合は…
(48) 十全大補湯（ジュウゼンタイホトウ）　3包（7.5g）／毎食前（2週間分）

血の不調：瘀血

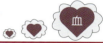

　瘀血は，全身あるいは局所の血流が滞った状態をあらわす言葉です．虚血性心疾患も瘀血の病態になりますので，中国にある中医学の病院では，今でも駆瘀血剤による虚血性心疾患治療が行われているそうです．手術後の血腫や打撲による内出血など，血管外に出てしまった血液も瘀血と考えて治療します．また，女性の妊娠・出産，月経に伴って生じる体の変化も瘀血によるものと考えます．女性は男性よりも瘀血を呈しやすいので，駆瘀血剤が病態を改善させる可能性も高くなります．

　瘀血には駆瘀血剤を用います．駆瘀血剤については，「処方の実際　若い女性の胸部症状」（58頁）でも取り上げますが，桂枝茯苓丸が標準薬となります．副作用に注意を要する生薬も入っていませんし，使いやすい便利な薬です．当帰芍薬散は，駆瘀血剤と利水剤の両方の作用を持っており，むくみやすくて冷え症…という方にはもってこいの処方です．

＜瘀血による症状＞
- 頭痛，頭重，肩こり，不眠，嗜眠，動悸
- のぼせ，顔が赤いまたは赤黒い，目の充血
- 冷え，冷えのぼせ
- 腹部膨満感，便秘，下腹が張る
- 胸苦しさ，鋭い痛み

（髙山宏世：弁証図解 漢方の基礎と臨床，日本漢方振興会三考塾，21，2013 より引用）

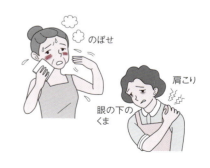

<瘀血スコア>

瘀血スコア	男	女	瘀血スコア	男	女
眼瞼部の色素沈着	10	10	臍傍圧痛抵抗　左	5	5
顔面の色素沈着	2	2	臍傍圧痛抵抗　右	10	10
皮膚の甲錯*	2	5	臍傍圧痛抵抗　正中	5	5
口唇の暗赤化	2	2	回盲部圧痛・抵抗	5	2
歯肉の暗赤化	10	10	S状部圧痛・抵抗	5	5
舌の暗赤紫化	10	10	季肋部圧痛・抵抗	5	5
細絡**	5	5			
皮下溢血	2	10	痔疾	10	5
手掌紅斑	2	5	月経障害		10

⇒判断基準：20点以下　非瘀血病態，21点以上　瘀血病態，40点以上　重症の瘀血病態．スコアはいずれも明らかに認められるものに当該のスコアを与え，軽度なものには1/2を与える．

* 皮膚の甲錯：皮膚の荒れ，ザラつき，皸裂．
**細絡：毛細血管の拡張，くも状血管腫など．

（寺澤捷年：症例から学ぶ和漢診療学 第3版．医学書院，p.51，2012）

◆ 瘀血を疑う場合

1 まずは…
　　25 桂枝茯苓丸（ケイシブクリョウガン）　3包（7.5g）/毎食前（2週間分）

2 むくみやすいまたは冷えやすい場合…
　　23 当帰芍薬散（トウキシャクヤクサン）　3包（7.5g）/毎食前（2週間分）

水の不調：陰虚

　水は体の中にある透明な液体の総称で，津液とも言います．水が不足している状態を水虚とはいわず，陰虚と呼びます（水は陰陽の『陰』に属すため…です）．
　陰虚に対しては，麦門冬湯や滋陰降火湯など滋陰剤と呼ばれる薬を使います．麦門冬湯は乾性咳嗽の薬として知られていますが，気道を潤すことで咳を鎮めます．その潤す働きから，シェーグレン症候群の口腔内乾燥に対しても処方する場合があります．腎陰虚（腎における陰虚）という病態では，手足のほてり，頻尿，口渇，疲れやすい，耳鳴り，腰から下の脱力感などの症状が出現します．この場合，六味丸が適応

となります．六味丸は，八味地黄丸，牛車腎気丸の兄弟処方となりますが，共通の腹診所見として『小腹不仁』があります（図2 および 16頁「漢方エキス製剤の基本的な使い方　お茶で飲んではダメなのか？」参照）．また，皮膚の乾燥に対しては，当帰飲子という薬を使います．

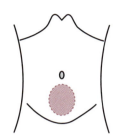

図2　小腹不仁
- 臍下部の無力あるいは知覚異常（鈍麻，ときに敏感）．
- 地黄，附子などの適応となる．
- 胃腸が丈夫であれば六味丸，八味地黄丸，牛車腎気丸，胃腸虚弱の傾向があれば真武湯を考慮する所見である．

＜陰虚による症状＞
- 発熱
- 口渇，口腔内乾燥
- 尿量減少

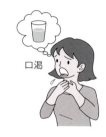
口渇

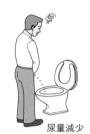
尿量減少

次の一手

◆ **陰虚を疑う場合**

1 まずは…
   (29) **麦門冬湯（バクモンドウトウ）**　3包（9.0g）/毎食前（2週間分）

2 手足のほてり，頻尿，口渇などがある場合…
   (87) **六味丸（ロクミガン）**　3包（7.5g）/毎食前（2週間分）

水の不調：水滞

　水分が停滞蓄積した状態を水滞あるいは水毒といいます．全身性のものと局所性のものがあり，水滞を生じている部位によって様々な症状があらわれます．日本は島国で水に囲まれており，水が豊富にありますので，水滞（水余り）の傾向にある人が多いと考えられています．

循環器診療において，心不全，浮腫，胸水貯留などは水滞の状態と考えます．
水滞・水毒の治療には利水剤を用いますが，その代表薬は五苓散です．半夏白朮天麻湯は，『フラフラする』と訴えるめまい・ふらつきによい…と『循環器医が知っておくべき漢方薬』で紹介しましたが，上半身の水余りを解消する薬というイメージで理解しておくとよいでしょう．

＜水滞による症状＞
- 胸部：動悸，息切れ，咳，喘息
- 上部消化管：悪心，嘔吐，口渇，胃部振水音（胃内停水）
- 分泌障害：唾液，涙の分泌過多，汗かき，あるいは汗が出ない，痰，ホルモンの分泌異常
- 排尿異常：乏尿，排尿困難，残尿感，あるいは頻尿
- 下部消化管：下痢（水瀉性の下痢）や排便異常，腹鳴等腸管内の水滞による異常
- 頭部：めまい，耳鳴り，頭痛，頭重，鼻汁，蓄膿，咳，痰，耳だれ等の異常
- 全身・四肢：むくみ，浮腫，関節の痛み，肩こり

（髙山宏世：弁証図解 漢方の基礎と臨床，日本漢方振興会三考塾，23，2013 より引用）

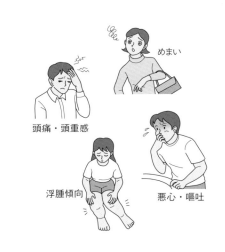

めまい
頭痛・頭重感
浮腫傾向
悪心・嘔吐

＜水滞スコア＞

身体の重い感じ	3	悪心・嘔吐	3
拍動性の頭痛	4	グル音の亢進	3
頭重感	3	朝のこわばり	7
車酔いしやすい	5	浮腫傾向・胃部振水音	15
めまい・めまい感	5	胸水・心嚢水・腹水	15
立ちくらみ	5	臍上悸*	5
水様の鼻汁	3	水瀉性下痢	5
唾液分泌過多	3	尿量減少	7
泡沫状の喀痰	4	多尿	5

⇒判断基準：総計 13 点以上を水滞とする．
*臍上悸：臍部を軽按して触知する腹大動脈の拍動亢進．

（寺澤捷年：症例から学ぶ和漢診療学 第3版．医学書院，p.62，2012）

◆ 水滞を疑う場合

1 まずは…
　（17）**五苓散（ゴレイサン）**　3包（7.5g）/毎食前（2週間分）
2 ふらつき・めまいがあれば…
　（37）**半夏白朮天麻湯（ハンゲビャクジュツテンマトウ）**　3包（7.5g）/毎食前（2週間分）

気血水の変調を改善させる

　何となく理解して頂けましたでしょうか？　症状から気血水の変調を疑っていく訳ですが，例えばめまいは気滞でも，血虚でも水滞でもおこります．判断に迷う場合は，寺澤先生のスコアリングを活用して頂き，点数で評価することをお勧めします．

　様々な病態で型通りの標準治療がうまくいかない場合に，症状・異常所見として表れている問題点の基礎（原因）に気血水の変調があるのではないか…と疑ってみることが大切です．例えば，高血圧のベースに瘀血はないか…，心不全コントロールがあまりうまくいかない患者に五苓散を併用した方がよいのではないか…，深部静脈血栓症に伴う下腿浮腫は利水剤だけではなく駆瘀血剤も併用した方がよいのではないか…など．五苓散が脳浮腫予防で用いられるようになったように，西洋医学的な病理所見と気血水の概念をリンクさせて考えると，漢方治療の奏功率が上がることでしょう．

　漢方治療をメインで行う場合も同様に，Ａという主処方で期待したような効果が得られなかった場合，気血水の変調を考慮し，Ａに加えて気血水を動かす処方Ｂを併用するといった工夫を行うと治療効果を高めることができるでしょう．

漢方薬を上手く使うコツ　その2
漢方エキス製剤を組み合わせて使う

ズバリ要点

- 治療効果を高めるため，漢方エキス製剤の併用が必要な場合がある．
- 漢方薬の副作用軽減の目的で別の漢方薬を併用することも．
- 保険適応となっていない漢方薬を作るためにエキス製剤の併用を行うことがある．
- 生薬による微調整の代わりに，構成のシンプルなエキス製剤を併用することもできる．

解　説

　『肩こりに葛根湯』や『こむら返りに芍薬甘草湯』というように，症状・症候あるいは疾患に対して○○湯が適応となる…という言い方をすることがありますね．もちろん，もっと専門的に漢方的診察所見によって『○○湯証（○○湯の適応となる病態）である』と証を判断することも，中医学的弁証によって処方を判断することも，結局は治療薬となる漢方処方を決める作業に他なりません．しかし，実際の臨床現場では単独の○○湯だけでは治療がうまくいかない場合もあり，治療戦略の練り直しを余儀なくされることもあるでしょう．

　また，初心者のための漢方入門書には『単独の漢方薬で治療することを基本とすべし』と書かれていることが多く，複数の漢方薬を併用するということは望ましくない…という印象を持ってしまうこともあるのではないでしょうか*．あるいは，漢方薬の併用はかなり経験を積んでからにした方がよいのか…と思い込んでしまうこともあるでしょう．『漢方薬は，生薬の数が少ないものほどキレがいい』という話も，漢方エキス製剤の併用を遠ざける要因の1つかもしれません．

　しかし実際のところ，単独の漢方薬だけでうまくいかない場合には複数の漢方薬で治療する必要がありますし，診察の結果によっては初診から複数の薬を処方することもあるのです（表1）．

（*もちろん単独処方での治療経験を積まなければ薬の効果を知ることができないのも事実ですから，否定する訳ではありません）

　表2に，『二剤合方の目的と必要性』という記載を引用しました（菊谷豊彦：健保適用漢方製剤とその運用法．日本東洋医学雑誌41：119-131，1991）．合方というのは本来，煎じ薬で複数の処方をミックスすること（あるいはミックスしたもの）を意

表1 組み合わせの処方例

☐ **標治薬（対症療法）＋本治（原因治療）**

ベースとなる主処方	＋	柴胡剤	：小柴胡湯，四逆散など
	＋	駆瘀血剤	：桂枝茯苓丸，当帰芍薬散など
	＋	利水剤	：五苓散など
	＋	補剤	：補中益気湯，六君子湯など
	＋	附子配合剤	：ブシ末1g/日，真武湯など

☐ **難病治療，治療に行き詰った場合に…**

柴胡剤　　＋　駆瘀血剤
大柴胡湯　＋　桂枝茯苓丸
小柴胡湯　＋　当帰芍薬散

☐ **主処方に含まれている成分を敢えて増量する**

十全大補湯	＋	四物湯	⇒	補血作用強化
	＋	四君子湯	⇒	補気作用強化
柴苓湯	＋	五苓散	⇒	利水作用強化
柴朴湯	＋	半夏厚朴湯	⇒	理気作用（抗ストレス作用）強化

☐ **シンプルな生薬構成のエキス製剤を生薬の代わりに併用する**

ベースとなる主処方	＋	桔梗石膏	⇒	局所の清熱
	＋	大黄甘草湯（ダイオウ末）	⇒	便通改善
	＋	香蘇散/半夏厚朴湯	⇒	抑うつ傾向の改善
	＋	抑肝散	⇒	怒り・イライラの緩和
	＋	真武湯（ブシ末）	⇒	冷え

味します．したがって，複数のエキス製剤を併用することは合方とは言わないのですが，そのあたりの用語は定義がやや曖昧ですので，そのまま合方という言葉で引用させて頂きました．

　（1）〜（4）は様々な疾患にうまく対応させるために合方が必要である…ということ，（5）には漢方薬の副作用を緩和させるための漢方薬併用について…が書かれています．『循環器医が知っておくべき漢方薬』（20〜21頁）で，『Ca拮抗薬によるのぼせ，ほてりに黄連解毒湯』，『β遮断薬による冷え，脱力，ふらつきに真武湯』…という提案をしましたが，このような副作用対策は西洋薬のみならず漢方薬の副作用に対しても考慮することがある訳です．具体的に言いますと，地黄を含有する八味地黄丸や牛車腎気丸によって胃腸の調子が悪くなる人には人参湯を併用してもらいます．また，その人参湯は甘草3.0gを含有しているためむくみが出る人がいますが，そのむくみに対して五苓散を併用する…という話もあります（偽アルドステロン症については人一倍気をつけていますので，私は実践したことがありませんが…）．

　（6），（7）は保険適応になっていない古典的な薬を複数の漢方薬併用で創り出す…

ということが書かれています．実際にわれわれはそういう工夫をしているわけですが，まずエキス製剤になっていない古典の薬自体を知っている必要がありますし，患者さんに対してその薬が必要だと見立てる必要もあります．ここまでは循環器医である皆さんには必要ないかもしれませんね….

表2　二剤合方の目的と必要性
(1) 全身症状の重視と治癒の促進
(2) 治療領域の拡大と深化
(3) 複数の病態の存在
(4) 新しい病態の『証』への対応
(5) 副作用の緩和
(6) 古典の処方に合わせる目的
(7) 先人の合方・加方に合わせる目的

さて，「漢方薬を上手く使うコツ　その1　気血水の概念を取り入れる」(22〜33頁)では，気血水を動かす処方の併用をご紹介しましたが，本項では，エキス製剤の併用についてもう少し解説してみたいと思います．

エキス製剤になっていない保険適応外の薬をエキス製剤の併用で創り出す

先程も述べたとおり，複数の煎じ薬をミックスして作った処方を合方と呼びます．例えば，漢方薬AとBが必要な病態と診断した場合，それぞれの構成生薬をひとまとめにして煎じます．その際，AとBに共通する生薬があれば，量の少ない方の生薬は除きます(例：Aの甘草2.0g，Bの甘草1.0gであれば，2.0gで煎じます)．茯苓飲合半夏厚朴湯という名前のエキス製剤がありますが，これは茯苓飲と半夏厚朴湯を合方し，エキス顆粒にしたものです．茯苓飲と半夏厚朴湯，それぞれに茯苓5.0gが含まれていますが，茯苓飲合半夏厚朴湯には5.0gの茯苓しか含まれません．

煎じ薬であれば，必要な生薬を同時に煮詰めることで簡単に合方を作ることができますが，エキス製剤の場合，実はそう簡単にいきません．

小柴胡湯合香蘇散(別名：柴蘇飲)を例にあげます．柴蘇飲は，耳閉感，耳鳴りに用いて著効することがある名処方です(103頁「続・知っておくと便利な処方　耳鼻科系」参照).

煎じ薬でこの薬を作る場合，柴胡，半夏，黄芩，大棗，人参，甘草，生姜，香附子，蘇葉，陳皮を一つの器で煎じます．しかし，エキス製剤の小柴胡湯と香蘇散を併用することで柴蘇飲を代用する場合，小柴胡湯の含有生薬である柴胡，半夏，黄芩，大棗，人参，甘草，生姜と，香蘇散の構成生薬である香附子，蘇葉，陳皮，甘草，生姜を別々に煎じて作ったエキス製剤を服用することになります(…ややこしいですね)．漢方薬は本来，複数の生薬を同時に煎じることによって生薬同士の正の相互作用を生じさせ，薬効を生み出す薬ですから，厳密に言うと煎じ薬の小柴胡湯合香蘇散と，エキス製剤の小柴胡湯と香蘇散の併用は別物なのです．

さらに，表3の生薬構成をみてわかるとおり，エキス製剤の小柴胡湯＋香蘇散の場合，甘草と生姜が共通生薬であるためそれぞれ3.5g，2.0gに増えています．す

表3　生薬構成

小柴胡湯合香蘇散（柴蘇飲）：柴胡，半夏，黄芩，大棗，人参，甘草，生姜，香附子，蘇葉，陳皮
小柴胡湯：柴胡7.0g，半夏5.0g，黄芩3.0g，大棗3.0g，人参3.0g，甘草2.0g，生姜1.0g
香蘇散：香附子4.0g，蘇葉2.0g，陳皮2.0g，甘草1.5g，生姜1.0g
（共通生薬：甘草，生姜）

ると，生薬のバランスとしても少しいびつになってしまいますね．

桂枝湯と桂枝加芍薬湯は表4の

表4　生薬構成の比較

桂枝湯：桂皮4.0g，芍薬4.0g，大棗4.0g，甘草2.0g，生姜1.5g
〈効能〉体力が衰えたときの風邪の初期
桂枝加芍薬湯：桂皮4.0g，芍薬6.0g，大棗4.0g，甘草2.0g，生姜1.0g
〈効能〉腹部膨満感のある次の諸症：しぶり腹，腹痛

とおり同じ生薬で含有量が異なるだけの兄弟処方なのですが，かたや風邪薬，かたや腹痛や過敏性腸症候群の薬になります．つまり，生薬量の変化は，薬の全体的な方向性を変えてしまう可能性があるのです．

　とは言え…煎じ薬を処方するにはそのための準備（環境）が必要です（まずは煎じ薬を扱ってくれる薬局が必要です）．そこまでするのはなかなか大変ですから，複数のエキス製剤を用いて代用薬を作る方が現実的です．…少々理屈をこねましたが，実際はエキス製剤の併用でも十分効果がありますから問題ありません．

標治と本治

　漢方には『標治と本治』という考え方があります．標治とは症状として表れている問題に対する治療（対症療法），本治とは表面化している症状の原因となっている問題に対する治療を意味します．例えば，労作性狭心症の治療において，いま起きている胸痛に対してニトログリセリンを舌下投与することは標治，冠動脈の狭窄部位にステントを留置すること，さらに動脈硬化の原因となる脂質異常症や糖尿病に対する薬物治療は本治…というとわかりやすいでしょうか．現代医学では原因検索⇒診断⇒治療という手順を踏みますが，漢方医学でも原因（体質の偏り）に対する治療を行うという考え方があるわけです．したがって，標治と本治，それぞれの漢方薬を組み合わせて使うという考え方ができます．

　具体的には，実証（体質が強い人）では柴胡剤または駆瘀血剤，虚証（体質が弱い人）では補剤や附子配合剤を本治として処方し，これに症状改善の薬を標治として併用する…といった使い方をします（表1）．

難病治療に柴胡剤と駆瘀血剤の併用

『皇漢医学』の著者，湯本求真がその晩年に柴胡剤＋駆瘀血剤を頻用したというのは有名な話ですが，難病の治療や，治療に行き詰った際に柴胡剤と駆瘀血剤を併用すると病態が動くことがあります．

柴胡剤によって上半身と下半身の気の流通をスムーズにし，駆瘀血剤によって血の流れを良くする…気と血の巡りを良くすることが，病気の原因となっている凝り固まった体質を変えていくという考え方です．

具体的には，体格・体力によって考えると簡単です．体格がよく体力がある人なら大柴胡湯＋桂枝茯苓丸，体力のない人であれば小柴胡湯＋当帰芍薬散をベースにすると良いでしょう．そこに，便秘がひどい人であれば駆瘀血剤を桃核承気湯に，黄芩による肝機能障害が心配な場合は柴胡剤を四逆散に変更するなどの工夫をすると，よりよい治療となります（表1）．

主処方に含まれている副処方を敢えて増量する（表1）

十全大補湯は，四物湯＋四君子湯＋黄耆＋桂皮という構成になっています．補血作用を持つ四物湯，補気作用を持つ四君子湯によって，気と血を補い，かつ黄耆と桂皮を加えて肺気と心血の働きを強めた処方となっています（図）．

この既に四物湯が含まれている十全大補湯に，さらに四物湯を併用して補血作用を一層強化する…といった処方も，エキス製剤の組み合わせとしては面白い処方だと思うのですが，一般的には避けた方がよい合方とされています（表5）．

表5には避けるべき合方として挙がっていますが，柴苓湯と五苓散の併用で特発性浮腫が改善した症例を経験しています．

症例 柴苓湯と五苓散の併用が有効であった特発性浮腫の一例（45歳女性）看護師

主　　訴：全身の浮腫
病　　歴：通年型アレルギーのため，エピナスチン服用中．2ヵ月前より全身のむくみを自覚するようになった．酷いときには靴が入らなくなるためサンダルを履いている．勤務先の内科医院で血液検査を受けたが異常を認めず，フロセミドの頓服を処方されたが，フロセミドを服用すると気分不良が起こるため，漢方治療を希望しX年9月3日当科受診．
既 往 歴：腰椎ヘルニア，腰椎横突起奇形，脊柱側弯，18年前帝王切開，気管支喘息
アレルギー：様々な花粉，エビ
身体所見：血圧112/60 mmHg，脈拍60回/分（整），胸部：心雑音聴取せず，呼吸音：清，両側下腿浮腫（＋＋）
検　　査：

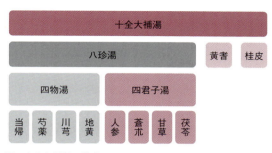

図　十全大補湯の構成

表5　避けることが望ましい合方例

(1) 既に合方されている方剤があるため，構成処方が重複する
　(例) 温清飲合黄連解毒湯，柴苓湯合五苓散
(2) 同じ系統に属するもの，同じ作用をめざす方剤の合方
　(例) 大柴胡湯合柴胡桂枝乾姜湯，八味地黄丸合六味丸，桂枝茯苓丸合桃核承気湯
(3) 証があまりにもかけ離れているものの組み合わせ
　(例) 桃核承気湯合真武湯
(4) 含有生薬の重複により副作用が出現する可能性がある
　(例) 麻黄湯合葛根湯

（菊谷豊彦：健保適用漢方製剤とその運用法．日本東洋医学雑誌 41：119-131, 1991）

臨床検査：尿蛋白定性（−），尿糖定性（−），尿潜血（±）
　　　　　WBC 6,180/μL, Hb 11.9g/dL, D-dimer 1.00μg/mL, TP 6.7g/dL, Alb 4.1g/dL, AST 26IU/L, ALT 19IU/L, LDH 174U/L, ChE 273U/L, TC 270mg/dL↑, HDL 61mg/dL, TG 227mg/dL↑, LDL 174mg/dL↑, BUN 9.8mg/dL, Cr 0.66mg/dL, UA 6.2mg/dL, K 3.9mEq/L, HbA1c 5.4%, CRP 0.12mg/dL, TSH 0.42μIU/mL↑, fT4 0.98ng/dL, fT3 2.31pg/mL, BNP 23.5pg/mL, Vit B1 26ng/mL
心 電 図：洞調律，57bpm，反時計回転
胸部X線：CTR 46%，肺うっ血なし
心臓超音波検査：左室壁運動良好（EF 67%），E/A 1.35，有意な弁膜症なし，IVC径7mm
下肢静脈エコー：深部静脈血栓なし
考　　察：検査所見より特発性浮腫と診断．通年型のアレルギーがあり，CRPも正常範囲内ではあるが0.12mg/dLとやや高めの印象をもった．気管支喘息もあり，⑰ 五苓散ではなく ⑨ 小柴胡湯と五苓散の合方である ⑭ 柴苓湯の方がよいと考えた．
処　方 1：柴苓湯3包（9.0g）/毎食前
経　過 1：X年11月12日　浮腫が改善し，『またブーツが履けるようになった』とのこと．但し，結婚指輪はまだ抜けないのでもう少しむくみを取りたい…との希望があり，柴苓湯に五苓散を併用することにした．
処　方 2：柴苓湯3包（9.0g）＋五苓散3包（7.5g）/毎食前
経　過 2：X+1年2月4日　指輪が抜けるようになったと報告された．その後，それぞれを2包ずつに減量して継続し，X+1年末に一旦内服終了．しかし，薬がきれるとまたむくみが出て来るため，調子に合わせて休薬と再開を続けている．

　柴苓湯は小柴胡湯と五苓散の合方で，既にエキス製剤として保険適応となっている

薬です．この症例は，五苓散単独，柴苓湯単独，五苓散の倍量投与で浮腫が軽減しませんでしたが，柴苓湯と五苓散の併用で初めて浮腫が改善しました．割合的に『小柴胡湯1：五苓散2』という配合が良かったのかもしれません．

シンプルな生薬構成のエキス製剤を生薬の代わりに併用する

骨格となる漢方処方が決まったら，必要な生薬を追加し不要な生薬は抜く…といった生薬単位での微調整が漢方薬（煎じ薬）の本来の姿です．例えば，基本薬として葛根湯を処方する際に，咽頭痛が強い…場合，桔梗と石膏を加味する…といった具合です（この場合，葛根湯加桔梗石膏という呼び名になります）．

しかし，エキス製剤を使った漢方処方の場合，加味できる単品の生薬製剤（ダイオウ末，ブシ末，コウジン末，ヨクイニン錠など）は限られていますので，薬全体の方向性として加えたい薬効をもつエキス製剤を併用することで代用します（表1）．その際に併用するエキス製剤は，できるだけシンプルな生薬構成のものを用いる方が，期待する個性（薬効）が出やすくなります（表6）．ちなみに，前述の葛根湯加桔梗石膏の場合は，都合の良いことに桔梗石膏というエキス製剤がありますので，葛根湯と桔梗石膏のエキス製剤を併用することで処方可能です．

このような工夫をすることによって，漢方治療の幅が広がります．

表6 漢方薬に個性を加える併用薬の例

症候・病態	処方の分類	代表薬
炎症	柴胡剤	小柴胡湯，四逆散
炎症：局所の清熱	清熱剤	桔梗石膏
浮腫	利水剤	五苓散
瘀血	駆瘀血剤	桂枝茯苓丸
冷え	附子剤	真武湯/ブシ末
貧血	補血剤	四物湯
便秘	瀉下剤	大黄甘草湯/ダイオウ末
抑うつ的	理気剤	香蘇散/半夏厚朴湯
怒り・イライラ	理気剤	抑肝散

漢方薬を上手く使うコツ　その3
問診・診察所見を活かす

ズバリ要点

- 問診だけでなく，診察所見も考慮して処方を決定する．
- 問診と診察所見から，主処方に併用する副処方を決めることもよい．
- 腹診は客観性が高く，習得も比較的容易
  ⇒　処方決定の参考になるので是非マスターを．

解　説

　『循環器医が知っておくべき漢方薬』では，『疾患・症状⇒患者の特徴⇒処方』という流れで直感的に処方薬を決定できるようにしました．これは，打率（薬が効く確率）が低くなるかもしれないかわりに，十分な漢方の知識を持たない循環器医でも大きな失敗なく処方できる…という意味で悪くない方法だったと思っています．しかし，打率を上げるためには，もう少し漢方的な考察を加えて処方を決めた方がよいでしょう．本項では，問診と診察所見から処方，あるいは主処方に併用する副処方の選択を行うという考え方をご紹介しましょう．

問診について

　漢方外来に初診の患者さんが受診されると，漢方特有の問診と診察を行います．その問診と診察所見によって，その患者さんに相応しい漢方薬を選択することが可能となります．

　問診の中では，便通の様子（便秘・下痢傾向の有無），胃腸虚弱の有無，尿の様子（回数，量など），冷えまたはのぼせの有無，女性であれば月経の様子などを確認します．これらの内容は漢方処方を判断するうえで重要なポイントとなります．例えば，普段から下痢することが多い患者さんに大黄のような瀉下作用のある生薬を含む漢方薬を処方してしまうと，当たり前ですが下痢してしまいます．逆に，普段から便秘している患者さんの場合，大黄を含む処方によって便通を改善させることが，患者さんの主訴改善につながることもあるのです．

　少し脱線しますが…漢方の痩せ薬と雑誌で紹介され，OTC薬としても大きな市場を持っている『防風通聖散』には大黄が含まれています．したがって，『便秘がある』ということが服用対象となる最低条件なのですが，そのことが十分に認知されているとは思えません（商品名はカタカナの名前になっていたりもしますし…）．気軽に薬

局で買えるのですから，知識のない一般の方は痩せたい一心で服用します．普段から便秘している人なら良いのですが，下痢することの方が多いタイプの人が服用すると，あっという間に下痢をして服用出来なくなってしまいます．せっかくOTCの高い薬を買っ

表1　冷えの部位と対応する処方

① 手足の冷え（末梢循環不良）	
若い女性，むくみやすいなど	⇒ 当帰芍薬散
しもやけができる	⇒ 当帰四逆加呉茱萸生姜湯
腰痛を伴う	⇒ 五積散
冷えのぼせ，瘀血所見あり	⇒ 桂枝茯苓丸
冷えのぼせ，少腹急結，便秘あり	⇒ 桃核承気湯
胃腸虚弱なし，高齢者，腰痛あり	⇒ 八味地黄丸
② 腰〜下の冷え	⇒ 苓姜朮甘湯
③ 全身・腹部の冷え（代謝低下）	
胃腸（心窩部）の冷え，下痢あり	⇒ 人参湯
臍の辺りの冷え，腸蠕動に伴う腹痛，腸管ガス貯留	⇒ 大建中湯
低体温，血色不良，水様下痢	⇒ 真武湯

たのにもったいないですね（…ちなみに下痢することが多く，『水太り』というイメージのある人には『防已黄耆湯』をお勧めした方がよいでしょう）．

　麻黄，地黄，当帰などの漢方生薬は，胃もたれや食欲低下，下痢などの原因となることがあります．元々，胃腸虚弱傾向がある患者さんが服用されると，そのような胃腸症状が出やすいので注意が必要です．

　漢方薬は生薬の集合体です．集合体になっていることが最大の特徴と言ってもよい訳ですが，現代の配合剤にみられる『降圧剤A＋降圧剤B　⇒　降圧配合剤C』のような単純な薬効の足し算ではありません．『生薬D＋生薬E＋生薬F＋生薬G　⇒　漢方薬H』という漢方薬があった場合，Eは主生薬Dの不都合（副作用や飲みにくさ）を減らす生薬，FはDの効果を高める生薬，GはD・E・Fを調和させる生薬であったりします．したがって，麻黄，地黄，当帰が入っているからといって，必ずしも胃腸症状が出るという訳ではありませんが，胃腸虚弱の人には処方を避ける，あるいは処方する場合でも量を少なめにするなどの工夫が必要です．ちなみに私の場合…全ての麻黄含有薬が飲めないということはないのですが，小青竜湯が合わないようで，服用開始から3日目にはすっかり食欲がなくなってしまいます．鼻炎症状にとてもよく効く薬なので残念です．

　尿については，回数（多い・少ない），量（多い・少ない），色（薄い・濃い）などを確認します．例えば，むくみを主訴に来院された方の尿回数・量が少なければ，体内の水分バランスを調整するような薬（利水剤）の処方や，利水作用のある生薬を含む薬を考えます．体全体あるいは局所（特定臓器や組織）の水分バランスを考えるというのは，漢方診療の中でも大切なポイントです．

　冷えやのぼせの有無は，体を温める方がよいのか，冷ます方がよいのかを判断するうえで大切な情報となります．冷える場合でも，下半身全体なのか，手や足の先だけ

表2 舌診所見と対応処方

舌診所見	考察	参考症状	処方
歯痕, 肥大	胃腸機能低下（気虚）, 水毒	頭痛, 胃内停水, 下痢	利水剤（五苓散など）
舌下静脈怒張	瘀血	冷えのぼせ等	駆瘀血剤（桂枝茯苓丸など）
白っぽい舌	冷えの存在（寒証）	冷え	人参湯など
厚い舌苔（白）	胃腸機能低下（気虚）	食欲不振	六君子湯, 茯苓飲など
黄舌苔	熱証	便秘	黄連解毒湯, 大柴胡湯など
鏡面舌*	血虚（＋気虚）	体力低下, 衰弱	十全大補湯など

*鏡面舌：舌の表面が光沢を帯び鏡面のようにテカテカとしている舌．

なのか，お腹だけなのか…それだけで処方する薬が変わってきます．更に，お腹が冷えて痛くなるような患者さんでも，お腹のどこが冷えるのか（心窩部・臍の辺り）によっても処方する薬が変わってきます．要するに『どこを温めるとよいか』が分かれば，自ずと処方も決まってくるということなのです（表1）．

女性の月経についての情報は，漢方処方に欠かせません．生理周期に伴って起こる体調の変動は，桂枝茯苓丸や当帰芍薬散などの駆瘀血剤を処方することによって緩和されることが多いからです．

診察について

続いて診察です．通常の内科診察と同様，血圧，脈拍，体温などのチェックを行いますが，特に血圧のチェックは重要です．偽アルドステロン症を発症した場合，血圧が上がることが多いですから，初診時に基準となる値を確認しておくことが後々のために必要なのです．

漢方的な診察としては，主に舌診，脈診，腹診を行います．

舌診は，舌の形態（大小），色，舌苔（有無，色），舌下静脈怒張の有無などをチェックします．舌は上部消化管の状態を反映していると考えられており，舌がむくんで大きくなっていれば上部消化管機能が低下していることを疑います（舌の縁に歯の痕＝歯痕がつくこともあります）．また，舌の裏側の静脈が怒張していれば瘀血（血の巡りが悪い状態）を疑い，他の所見とも合わせて駆瘀血剤の処方を検討します（表2）．

脈診は，橈骨動脈の拍動を触れる診察です．通常の検脈と触れ方に大きな差はありませんが，脈を強く触れる深さ（浮・沈），速さ（速・遅），強さ（強・弱）などをみることで，病気（症状）の原因が体のどこにあるのかや体力の有無などを推測します．但し，脈診に精通することは難しく，かつ循環器系の診断機器が発達した現代においてどれほどの意味合いを持つか…については，疑問を感じることもあります（漢方の先生方からはお叱りを受けるかもしれませんが，循環器と漢方を両方学ぶ者としての実感といえるかもしれません）．

腹診について

東洋医学的な腹部診察を腹診と呼びます．腹診は脈診に比べて習得が容易で，客観的な要素が多く，再現性も高いため，利用価値の高い診察法といえます．これから説明していきますが，特徴的な所見があれば，腹診だけで処方を考慮すべき薬が決まってしまうこともあります．

中国で書かれた漢方の古典，傷寒論・金匱要略に『心下痞これを按じて軟，…大黄黄連瀉心湯，これを主る』という記載がありますが，実は腹診法は中国ではなく日本で発達したものです．江戸時代に，稲葉文礼著『腹証奇覧』，和久田叔虎著『腹証奇覧翼』など，多くの腹診書が書かれており，日本の漢方医が腹診を重んじてきたことがわかります．

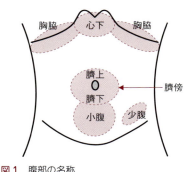

図1　腹部の名称

腹診の実際

腹診では，腹部諸臓器の変状（腫大や圧痛など）を知ることよりも，身体の病変に対する反応が腹部全体にどのように現れているかを診ます．したがって，西洋医学における腹部診察と大きく異なりますが，脚を伸ばしたままの仰臥位で診察を行います．

両腕を伸ばし，手掌は天井に向け，十分に脱力させます．

患者の右側に立ち*，片手または両手でやわらかく触診します．その際，冷たい手で触れるとそれだけで腹壁の緊張が高まりますので，できるだけ手を温めておくようにします．

上腹部，季肋部，臍周囲，下腹部を余すことなく触診しますが，できるだけ視線は腹部ではなく患者の顔に向け，圧したときの表情（反応）を見ておきます．

腹部の名称は独特ですので，図1に示しておきます．それぞれ，心下，胸脇，臍上，臍下，臍傍，小腹，少腹と読みます．

（*患者の左側に立つことを推奨されることも多いようですが，右利きの場合，右側の方が触診しやすいと思います）

まずは視診です．問診の段階で手術歴の確認が抜けている（本人が忘れている）場合もありますので，手術創がないかどうかを確認します．腹部の手術後であれば，瘀血の状態を念頭に置く必要があります．

腹壁が薄く，腸管の蠕動が腹壁を通じて見えるような場合は大建中湯の処方を検討します．大建中湯は，腹部術後の癒着性イレウスの予防として処方される薬として知られていますが，元々は腸管の蠕動が腹壁から見えるような人で，お腹が冷えると痛むタイプの方に用いる薬です．また，触診の際，お臍の辺り（図1の臍傍）だけ冷たい…という人にも適応となります．

症例　大建中湯が有効であった一例（50歳女性）

主　訴：大腸癌術後の腹痛
病　歴：他院にて3週間前に大腸癌の腹腔鏡手術を受けた．術後から，食後に腸が動くとお腹の奥の方がキューっと痛む．担当医に相談したが，『蠕動痛だから仕方ない』とのこと．ロキソプロフェンと酸化マグネシウムを処方されたが，半年くらい前から下痢が続いており，酸化マグネシウムを飲むとかえって腹痛が悪化する．漢方治療を希望してX年6月3日当科受診．
身体所見：血圧126/74mmHg，脈拍64回/分（整），腹部：腹腔鏡の手術創あり，腹壁は薄めだが腸管の蠕動は確認出来ず，臍の上に手を置くと他の部位よりも冷感あり
考　察：半年以上続く下痢，触診上の腹部冷感などから，腸管の冷えがあると考えられた．腸を温める処方である (100) 大建中湯の適応と判断した．
処　方：大建中湯6包(15.0g)/毎食前
経　過：X年7月1日　4週間後再診．服用開始後数日でお腹の痛みがなくなった．

腹力について

次いで，腹力を評価します．腹力は腹の弾力と緊張度をみます．腹力の強いものから弱いものまで5段階で評価することが多く，実＞やや実＞中等度＞やや虚＞虚，あるいは5/5〜1/5と表記します．腹力は抗病反応の充実度やお腹が丈夫かどうかをみる指標とされます．腹力が強ければ，病邪に対して強い反応が出る（例えば高熱が出る）こともわかりますし，（実証向けの）強めの薬を使うことが可能となります．柴胡剤でいうなら，大柴胡湯や柴胡加竜骨牡蛎湯などにあたります．腹直筋の上では腹力の評価が出来ませんので，図2にあるように，腹直筋の外側（腹斜筋辺り）で触診するようにします．弾力と緊張度の評価は客観的な数字で出ませんので，たくさんの患者さんのお腹を診察する中で自分の中に感覚的なスケールを持つようにして下さい．

心下痞鞕について

心下痞鞕とは，心窩部の自覚的不快感を伴う触診上の抵抗・圧痛を表す言葉です（図3）．半夏瀉心湯や人参湯の適応病態でみられる所見になります．少しややこしくなりますが…心窩部の自覚的不快感だけで抵抗・圧痛を伴わない場合は心下痞，圧痛を伴わない抵抗（腹壁の筋緊張亢進）は心下鞕といいます．心下鞕の範囲が特に広範

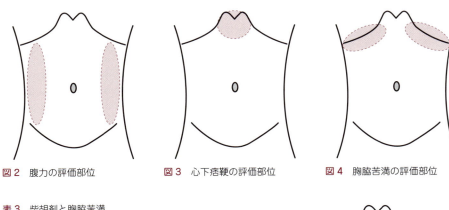

図2　腹力の評価部位　　　図3　心下痞鞕の評価部位　　　図4　胸脇苦満の評価部位

表3　柴胡剤と胸脇苦満

処方	胸脇苦満	腹力
大柴胡湯	強	充実
柴胡加竜骨牡蛎湯	強	中等度～実
四逆散	中	中等度
小柴胡湯	中	中等度
柴胡桂枝湯	弱	中等度～軟
柴胡桂枝乾姜湯	弱	軟

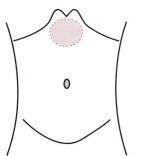

図5　胃内停水（胃部振水音）の評価部位

で板のように硬いものを心下痞堅（しんかひけん）と呼び，木防已湯の適応所見と判断します（86頁「漢方薬を使えば…『もっと色々な治療ができる』」参照）．

胸脇苦満（きょうきょうくまん）について

　季肋下部の抵抗・圧痛を胸脇苦満と呼びます．柴胡剤の適応病態にみられる重要な所見と考えられており，抵抗・圧痛の強さによってどの柴胡剤を選択するか判断します（図4，表3）．

　柴胡剤は，柴胡と黄芩を構成生薬に含む漢方処方の総称です（四逆散は黄芩を含みません）．胸脇苦満が使用目標となり，漢方的には肝気鬱結（かんきうつけつ）という『ストレスによって生じる気鬱』の病態に用いられます．

胃内停水（いないていすい）

　胃内停水というのは，消化吸収機能の低下によって，飲食物がいつまでも胃の中に

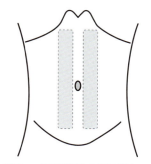
図6a 腹直筋攣急の評価部位

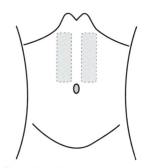
図6b 抑肝散を検討する腹部所見

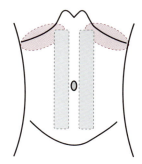
図6c 四逆散の腹部所見

残っている病態を表す言葉です．スナップを効かせながら心窩部あたりを揺すった（叩いた）ときに『ポチャポチャ』と音がすることがありますが，その音（胃部振水音）が胃内停水の証となります（図5）．消化機能低下，胃下垂を改善させる六君子湯，人参湯，五苓散，真武湯，苓桂朮甘湯，半夏白朮天麻湯などの処方を考える所見です．

腹直筋攣急，腹皮拘急

　腹直筋の過度な緊張を腹直筋攣急または腹皮拘急といいます．『お腹の力を抜いて下さい』と声を掛けてから腹診を行うわけですが，本人は脱力しているつもりでも左右の腹直筋が筋張っている状態…が腹直筋攣急です（図6a）．小建中湯，芍薬甘草湯，桂枝加芍薬湯など芍薬を含む処方を検討する所見ですが，上腹部の腹直筋だけが緊張している場合は抑肝散の使用目標となります（図6b）．また，胸脇苦満と腹直筋攣急の両方がある場合，四逆散の適応と考えます（図6c）．

心下悸・臍上悸・臍下悸

　腹部大動脈の拍動を触知する場所が心窩部であれば心下悸，臍の上であれば臍上悸，臍の下であれば臍下悸といいます（もちろん触れることができない人もたくさんいますが，触知できる人は腹部大動脈瘤がなくても簡単に触れることができます）．これらの所見があれば，交感神経過緊張の状態と考えます．

　拍動を触れる位置によって適応となる処方の候補が決まりますが…（図7）．
- 心下悸：苓桂朮甘湯
- 臍上悸：胸脇苦満あり：柴胡加竜骨牡蛎湯，胸脇苦満なし：桂枝加竜骨牡蛎湯
- 臍部分：補中益気湯
- 臍下悸：苓桂甘棗湯（苓桂朮甘湯＋甘麦大棗湯）

が適応処方と考えるとよいでしょう．臍の部分で動脈拍動を触れる場合は特別な呼び

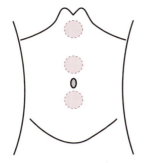
図7 動脈拍動の確認部位

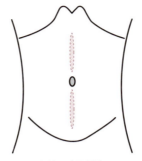
図8 正中芯の確認部位

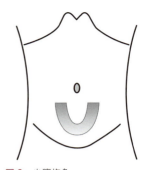
図9 小腹拘急

名がついていませんが，補中益気湯の適応と考えられています．

正中芯（せいちゅうしん）

左右の腹直筋の間，白線（linea alba）の部分に鉛筆の芯のようなものを触れる所見を正中芯といいます（図8）．痩せた人や虚弱体質の人に現れやすい所見ですが，臍上のみにあれば人参湯，六君子湯，臍上から臍下にかけてあれば真武湯，小建中湯など，臍下のみにあれば八味地黄丸の適応所見と考えられています．

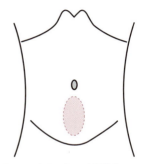
図10 小腹不仁の確認部位

小腹拘急（しょうふくこうきゅう）

下腹部で腹直筋が緊張し，硬く触れる所見を小腹拘急といいます（図9）．金匱要略に『虚労，腰痛，小腹拘急，小便不利の者は八味腎気丸之を主る（つかさどる）』と記載されていますが，小腹拘急は八味地黄丸の適応状態と考える所見です．

小腹不仁（しょうふくふじん）

臍下部（左右腹直筋の間）の無力状態を小腹不仁または臍下不仁（せいかふじん）といいます（図10）．臍の直下から恥骨結合にかけて軟弱でフニャフニャ…という所見ですが，同部位の知覚異常（鈍麻ときに敏感）として判明する場合もあります．フニャフニャかつ知覚鈍麻あり…であれば，より確実な所見と考えてよいでしょう．

小腹不仁は地黄，附子などを含む処方の適応となる所見です．具体的には，胃腸が丈夫であれば八味地黄丸，胃腸虚弱があれば真武湯を候補とします．

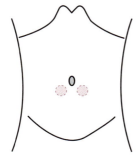 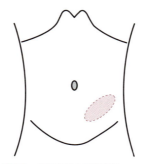 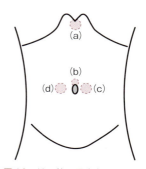

図11　臍傍圧痛の確認部位
図12　少腹急結の確認部位
図13　その他の圧痛点
（a）鳩尾（剣状突起部）：柴胡桂枝乾姜湯.
（b）臍輪の直上：葛根湯.
（c）臍左2横指：真武湯.
（d）臍右3横指：治打撲一方.

臍傍圧痛

　臍周囲の圧痛所見を臍傍圧痛といいます．臍下に馬蹄形の盛り上がりと圧痛を認める場合もありますが，多くの場合は図11の位置で圧痛が確認されます．瘀血の存在を示唆する重要な所見で，この所見があれば，桂枝茯苓丸や当帰芍薬散などの駆瘀血剤の使用を考慮します．

少腹急結

　S状結腸部の擦過痛を少腹急結といいます（図12）．便秘傾向があれば桃核承気湯の適応となります．少腹急結がある場合，跳び上がるほど痛がられる場合がありますので，優しく擦過するようにします．

その他の圧痛点

　その他にも，漢方処方の使用目標となる特徴的な圧通点が見つかっています（図13）．

　腹部に以上のような特徴的な所見があれば，処方選択に迷ったときの参考になります．症状緩和のための対症療法的処方（標治）に（本治として）併用する，あるいは，良さそうな処方が思いつかないときには腹診の所見のみを参考にして薬を選ぶという手もありますね．その人の体質や体のひずみがお腹に出ていると考えれば，そのひずみを修正する治療は決して悪くありません．是非，腹診を行って，漢方処方の参考として下さい．

処方の実際
冠攣縮性狭心症の漢方治療

ズバリ要点

- 難治性冠攣縮性狭心症の治療補助として　⇒　四逆散＋桂枝茯苓丸．
- 四逆散＋桂枝茯苓丸は
　　⇒　『精神的ストレスが関与した虚血性疾患』にも『臓器虚血に伴う精神症状』
　　にも処方検討が可能．

解　　説

　ここでは，実際に漢方薬で治療した患者さんの実例をお示しします．『○○症状には△△湯が効きますよ』と伝えるだけでなく，実際の症例でどのように処方し，その結果どうなったのかを知って頂いた方が，イメージがわきやすいと思います．

　『循環器医が知っておくべき漢方薬』の 50～51 頁，『虚血性心疾患・胸痛』の中で，冠攣縮性狭心症治療の補助として以下のように記載しました．

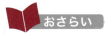 　　　　　　　　　　　　　　　『循環器医が知っておくべき漢方薬』50～51 頁

◆ 冠攣縮性狭心症治療の補助として

1 まずは…
　　(36) 木防已湯（モクボウイトウ）　3 包（7.5 g）／毎食前（2 週間分）

2 喉～胸のつかえ感がある場合やストレスの関与を疑う胸痛に…
　　(16) 半夏厚朴湯（ハンゲコウボクトウ）　3 包（7.5 g）／毎食前（2 週間分）

3 眼の下のくま，舌下静脈の怒張，痔疾，臍傍部の圧痛などがある場合に…
　　(25) 桂枝茯苓丸（ケイシブクリョウガン）　3 包（7.5 g）／毎食前（2 週間分）

　そして，以下の症例提示を行いました（『循環器医が知っておくべき漢方薬』54 頁）．

症例　芍薬甘草湯が無効だった冠攣縮性狭心症の一例（54歳男性）

主　　訴：胸部圧迫感

現 病 歴：X年8月Y日，上記主訴にて救急搬送．到着後の心電図でⅡ，Ⅲ，aVf誘導のST上昇を認めた．本人の話によると，他院にて冠攣縮性狭心症（CSA）と診断され治療を受けているが発作のコントロールがつかず，半分匙を投げられている…とのこと．硝酸薬静注によって発作はいったん落ち着いたが，15分後に再度胸部症状が出現．モニター上明らかなST上昇を認めていた．その後も同様のST上昇を伴う発作を繰り返したため，ジアゼパムによる鎮静を行った．

身体所見：血圧120/76mmHg，脈拍80/分（整），腹直筋緊張あり

経　　過：入院後，冠動脈造影を行ったが冠動脈狭窄は認めず．繰り返しST上昇発作が確認されていたため冠攣縮誘発は行わず，冠攣縮性狭心症と診断．改めて内服調整を行った．Ca拮抗薬，硝酸薬，ニコランジル，ビタミンC，ビタミンE，ジアゼパムなどをfull doseで処方したが，『そろそろ退院を考えましょうか』と提案するたびに発作が再発するため，退院困難となっていた．

そこで，冠攣縮は冠動脈平滑筋の過収縮によって起こると考え，筋肉の過収縮を抑制する働きのある芍薬甘草湯3包/毎食前を追加処方した．

服薬開始1週間後，満を持して退院を提案したところ，その夜に再びCSA発作を起こされた．発作のパターンから心療内科的な病態を考えて専門医へ紹介したところ，嘘のように発作が起こらなくなり，無事退院された．

　芍薬甘草湯はこむら返りの薬として知られていますが，漢方における鎮痙・鎮痛の基本処方です．他の使い方としては，急性の腹痛や生理痛の際の頓服薬として一度に2〜3包服用してもらったりもする薬です．

　冠攣縮を血管平滑筋の異常収縮（痙攣）ととらえ，西洋医学における病理的思考から『血管平滑筋の鎮痙を図ってみよう』…と考えたところまでは良かったのですが，残念ながら明らかな効果は認められませんでした．

　結局，心療内科での治療（自律訓練法）が奏功したことから，この患者さんの冠攣縮性狭心症が難治であった要因に『精神的ストレス』があったことは想像に難くありません．

　冠攣縮性狭心症の診断と治療に関するガイドラインにも，ストレスが契機となって冠攣縮性狭心症発作の重積をきたす例が多いこと，ストレスの回避が冠攣縮予防にとって重要であることなどが記載されています（日本循環器学会：循環器病ガイドラインシリーズ，冠攣縮性狭心症の診断と治療に関するガイドライン（2013年版），p.26 http://www.j-circ.or.jp/guideline/pdf/JCS2013_ogawah_h.pdf 参照）．

　ストレスの関与が疑わしいとなると，ジアゼパムなどの精神安定剤を処方することが多いと思いますが，その類の薬はふらつきの原因となることがありますし，眠気を

招き車の運転が出来なくなるなどの不都合があります．その点，漢方薬にはそういった心配がありません．

先程の症例提示に続いて『今なら半夏厚朴湯（はんげこうぼくとう）などを処方してもう少しうまく治療できたのではないかとも思います』と書きましたが，それにはもちろん理由があります．

半夏厚朴湯は代表的理気剤（気を巡らせる薬）であり，『気の鬱結により痰涎が凝集して起こる症状を治す薬』とされています．わかりやすくいうと，『ストレスなどによって巡りが悪くなったため喉〜胸に滞った気を"痰が詰まったように"感じる症状』を治します．更にシンプルいうと，『ストレスによって喉〜胸がつかえたように感じる症状』を治療します．

一般的によくみられる半夏厚朴湯証の（半夏厚朴湯が適応となる）症例の実例を提示します．

症例　半夏厚朴湯が著効した一例（72歳女性）

主　　訴：喉の奥に何かがある（または引っ掛かっている）
現 病 歴：2ヵ月ほど前から，喉の奥に何かが引っ掛かっており，飲み込もうとしても飲み込めない．喉頭癌ではないかと思い，耳鼻咽喉科へ受診したが異常を指摘されず．続いて内科を受診し，上部消化管内視鏡検査，胸部CTを受けたが，やはり異常を認めなかった．心療内科に行くのは躊躇われ，漢方内科へ受診した．脳梗塞後遺症のため麻痺のある夫の介護で疲れている．
考　　察：既に耳鼻科，内科での検査が終わっているため，介護のストレスに伴う気鬱（きうつ）の状態と判断した．
処　　方：⑯　半夏厚朴湯3包/分3（2週間分）
経　　過：2週間後の再診にて，『お陰で喉の症状がスッキリしました．飲み始めて5日くらいで症状は取れました』とのことであった．ご本人の希望で，1ヵ月分追加処方とした．

このような患者さんに半夏厚朴湯を処方すると，まさに著効というべき効果を上げることがしばしばです．元々のきっかけとなるストレスは本人が意識していない程度のものであっても，『もしかしたら喉頭癌じゃないだろうか？』という不安が『気鬱』という病態を生み（あるいは悪化させ），検査で異常が見つからないと『癌じゃないとしたら原因は何なんだろう？』という心配が生じます．不安や心配する気持ちは，気の巡りを一層悪化させるのです（気鬱については…26頁「漢方薬を上手く使うコツ　その1　気血水の概念を取り入れる」を参照）．

ちなみに，漢方薬の現代医学における効能・効果は，東洋医学的適応（これを『証』と考えても良いでしょう）を無理やり現代医学的な病名に当てはめますので，半夏厚朴湯の場合，『気分がふさいで，咽喉，食道部に異物感があり，ときに動悸，めまい，嘔気などを伴う次の諸症：不安神経症，神経性胃炎，つわり，せき，しわがれ声，不

眠症，神経性食道狭窄症』となっています．…ちょっと無理がありますね．

さて，その後，山崎武俊先生から難治性冠攣縮性狭心症に対する漢方治療の論文が発表されました．

> **症例**　西洋薬による症状コントロール困難な冠攣縮性狭心症に対して四逆散と桂枝茯苓丸の併用が有効であった2症例
>
> 症例1：73歳男性
> 　ホルター心電図にて症状に一致したST上昇発作が確認された．抗狭心症薬として，ベニジピン，硝酸イソソルビド，ニコランジルを処方されたが症状消失せず．
> 症例2：58歳男性
> 　アセチルコリン負荷陽性によって冠攣縮が誘発された．抗狭心症薬として，ベニジピン，硝酸イソソルビド，ニコランジルを処方されたが症状消失せず．
> 結　論：2症例とも四逆散＋桂枝茯苓丸の追加投与により，完全に症状が消失した．
>
> （山崎武俊ほか：日本東洋医学雑誌　65：p.287-294, 2014）

冠攣縮と心臓突然死の関連を考えても難治例の治療は重要であり，治療の選択肢が増えることは望ましいことでしょう．また，循環器診療と漢方の架け橋という意味でも，この論文は画期的なものだと思います．

四逆散は肝気鬱結に対する基本処方です．肝気鬱結とは，『感情が外に発散されず内にうっ積した結果，イライラや神経症状，胃腸症状を生じた状態』を意味しますが，四逆散は鬱結した肝気を散らします．腹診（東洋医学的腹部診察）所見として，両側胸脇苦満と腹直筋攣急（図1参照）を認める場合には，より効果が期待される処方です．

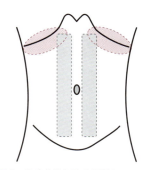

図1　胸脇苦満と腹直筋攣急
・胸脇苦満：季肋部の抵抗や鈍痛．
・腹直筋攣急：腹直筋の過度の緊張．

効能・効果は，胆嚢炎，胆石症，胃炎，胃酸過多，胃潰瘍，鼻カタル，気管支炎，神経質，ヒステリー，過敏性腸症候群…と多彩ですが，『神経質』，『ヒステリー』など，まさに肝気鬱結の症状が効能に含まれています．

一方，桂枝茯苓丸は駆瘀血剤の標準薬として，瘀血に由来する諸症状に広く用いられます（瘀血については…29頁「漢方薬を上手く使うコツ　その1　気血水の概念を取り入れる」参照）．効能・効果は，子宮並びにその付属器の炎症，子宮内膜炎，月経不順，月経困難，帯下，更年期障害（頭痛，めまい，のぼせ，肩こり等），冷え症，腹膜炎，打撲症，痔疾患，睾丸炎　となっており，臍から下の血行不良や月経関

連症状，炎症性疾患が大まかな対象疾患とされていますが，全身のどこに生じた瘀血であっても，対象として処方します．

山崎先生の論文のポイントは，四逆散と桂枝茯苓丸を併用したところにありますが，そのこころは『ストレス緩和＋血行改善』です．四逆散＋桂枝茯苓丸でうまくいかなかった場合，類似処方として『半夏厚朴湯＋桂枝茯苓丸』を検討してもよいかもしれません．

『四逆散＋桂枝茯苓丸』は，冠攣縮性狭心症の難治例だけが適応となる処方ではありません．私が考える『四逆散＋桂枝茯苓丸』の治療対象としては…『精神的ストレスが関与した虚血性疾患』または『臓器虚血に伴う精神症状』です．つまり，四逆散と桂枝茯苓丸のどちらが『原因』に対する薬であっても，『結果』に対する薬でもよいのです．

私が経験した有効例をお示しします．

> **症例** 四逆散＋桂枝茯苓丸が有効であった脳血管性認知症の一例（82歳男性）
>
> 診　　断：脳血管性認知症に伴う周辺症状
> 既 往 歴：72歳：多発性脳梗塞→左半身麻痺，80歳：右大腿骨頸部骨折→保存的に加療，腎不全のため維持透析
> 主　　訴：介護拒否，妄想
> 現 病 歴：X年6月娘から相談．既往疾患により全介助の状態（要介護度5）であるが，認知症による介護拒否，暴力（嚙みつき），暴言のため介護している家族がとても困っている．また，『通院している透析施設院長と妻が不倫している』という妄想のため，透析の日にはとりわけ暴れ，透析中の安静が保てない．漢方で何とかして欲しい．
> 身体所見：身長163cm，体重50kg，血圧140/86mmHg，脈拍76/分（整），両側季肋部の抵抗あり，臍上に腹部大動脈の拍動を触知
> 考　　察：脳血管性認知症に伴う介護拒否行動であり，『臓器（脳）虚血に伴う精神症状（介護拒否）』と考えた．
> 処　　方：㉟ 四逆散　　　3包（7.5g）
> 　　　　　㉕ 桂枝茯苓丸　3包（7.5g）/毎食前
> 経　　過：2週間後，嘘のように嚙みつきや暴言がなくなり，介護が楽になった．妄想は続いているが，不倫の話題に執着することがなくなり，透析中に暴れなくなった．

この症例は，『循環器医が知っておくべき漢方薬』の36頁，『不整脈・動悸』の症例1として取り上げた患者さんです．前回は，介護拒否，妄想に加えて動悸の訴えがあった際に柴胡加竜骨牡蛎湯が著効したという症例として提示しました．この患者さんは認知症によって薬に対する先入観がないためか，漢方薬の効果がとても素直に出る方でした．今回の四逆散＋桂枝茯苓丸，前回の柴胡加竜骨牡蛎湯以外にも，耳鳴りに対して四逆散＋香蘇散を処方し，いずれも著効を得ています．

『四逆散＋桂枝茯苓丸』の有効例は他にもありますが，『精神的ストレスが関与した

虚血性疾患』にも『臓器虚血に伴う精神症状』にも同じ処方で対応する…という考え方ができるところが，漢方の面白いところです．

　難治性冠攣縮性狭心症の治療補助として，標準治療への『四逆散＋桂枝茯苓丸』の追加は検討に値するものだと思います．したがって，冠攣縮性狭心症治療の補助として…下記の**4**を追加させて頂きます．

次の一手

◆ 冠攣縮性狭心症治療の補助として

1 まずは…
　(36) 木防已湯（モクボウイトウ）　3包（7.5g）/毎食前（2週間分）

2 喉～胸のつかえ感がある場合やストレスの関与を疑う胸痛に…
　(16) 半夏厚朴湯（ハンゲコウボクトウ）　3包（7.5g）/毎食前（2週間分）

3 眼の下のくま，舌下静脈の怒張，痔疾，臍傍部の圧痛などがある場合に…
　(25) 桂枝茯苓丸（ケイシブクリョウガン）　3包（7.5g）/毎食前（2週間分）

4 冠攣縮性狭心症の難治例，ストレスの関与が疑われる場合に…
　(35) 四逆散（シギャクサン）　3包（7.5g）/毎食前
　(25) 桂枝茯苓丸（ケイシブクリョウガン）　3包（7.5g）/毎食前（2週間分）
　　　　　　　　　　　　　　　　　　　　　　　　　　　　　　併用

処方の実際
当帰湯を投与した胸痛の一例

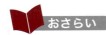
おさらい

「循環器医が知っておくべき漢方薬」51 頁

◆ 器質的疾患のない胸痛，心臓神経症に

❸ 冷え症で血色が悪く，比較的体力の低下した人に…
(102) 当帰湯（トウキトウ）　3 包（7.5 g）/毎食前（2 週間分）

ここでは当帰湯の処方例を提示します．

症例　当帰湯が著効した一例（72 歳女性）

現 病 歴：以前より高血圧のため通院中であった．数年前より，冬になると左胸が痛むようになった．体が冷えたときに左乳房の下あたりに痛みを感じることが多く，冷汗を伴うことはない．たまたま観た TV 番組で『微小血管狭心症』の話が出たが，その症状とピッタリ同じだったため，Ca 拮抗薬を処方して欲しいと希望され X 年 12 月受診．

身体所見：血圧 146/76 mmHg，脈拍 74 回/分（整），SpO_2：98 %，胸部聴診：異常なし

検　　査：心電図：洞調律，68 bpm　→　正常
　　　　　心エコー検査：左室収縮能良好（エコー上の EF 76 %），局所壁運動異常なし

考　　察：高血圧治療のため既に Ca 拮抗薬（アムロジピン）は服用中であり，胸部症状の起こり方（部位，持続時間）などからも虚血性心疾患は否定的であった．冬（体が冷えたとき）だけ起こる胸痛という特徴から (102) 当帰湯の適応と判断．念のためニトログリセリン舌下錠も併せて処方しておくこととした．

処　　方：当帰湯　3 包（7.5 g）/毎食前
　　　　　ニトロペン®　1 錠/頓用（4 回分）

経　　過：2 週間後の再診時，当帰湯服用開始から胸痛は全く起こらなくなったとのこと．処方継続を希望され，結局 X＋1 年 3 月まで服用された．X＋1 年 12 月になって，また胸痛の訴えが始まったため同じく当帰湯を処方すると，やはり間もなく症状は消失し，『やっぱり効いているみたい』とのことであった．以後，毎年 12 月から 3 月までは降圧剤に加えて当帰湯を処方している．

　当帰湯は，かの浅田宗伯が『冷えがあって上腹部〜背部へ放散する痛みによい』と評した処方で，胸腹部の疼痛性疾患（心臓神経症，肋間神経痛，消化性潰瘍）治療に用いられてきました（並木隆雄ほか：当帰湯エキス製剤で管理し得た西洋薬が使用困難だった微小血管狭心症の 1 例．漢方の臨床 56：2071-2076，2009）．生薬構成か

ら，鎮痙鎮痛（芍薬），血液循環促進＋温め作用（乾姜，山椒），ストレス解消（半夏，厚朴）などの作用が期待される薬ですが，この患者さんはストレスに対する感受性が高くクロキサゾラム（セパゾン®）を頓服されることもありましたので，半夏と厚朴のストレス解消作用が良かったのかもしれません．

> **Column ②　エキス製剤レンジでチンはやめておく**
>
> 『循環器医が知っておくべき漢方薬』の8頁，『漢方エキス製剤の基本的な使い方』のズバリ要点で，以下のように記載しました．
>
> - エキス製剤は白湯に溶かして服用するとよい．
>   湯飲み半分弱の水（約100mL）＋漢方薬1包　⇒　電子レンジで20秒が便利．
>
> この方法は，実際に私自身が漢方薬を服用する際によく行っていた方法でした．お湯を沸かす手間も要らず，あっという間にできる．しかも，エキス顆粒にお湯を注ぐよりも，レンジで温めた方が顆粒の溶けがよい…という感覚もありました．自分が講師を務める講演でも，会場の皆さんにこの方法をお勧めしていました．
>
> ところがです…この方法でエキス製剤を液体に戻すとマイクロ波の影響で成分に変化が出る…という研究結果が明治薬科大学から報告されていました（横山静華ほか：漢方エキス製剤の服用法による成分変化に関する研究（第5報）．日本薬学会第135年会講演要旨集，p.177, 2015）．
>
> その研究によると，生薬に含まれる特定の成分の濃度が変化してしまうのですが，種類によって成分が減少するものと増加するものがあるとのことです．つまり，本来期待される効果が得られない可能性がある…ということになります．
>
> 研究テーマとしてはニッチなものですが，こういった現場で役立つ研究はとても有益です．私はその後，方法を変え，湯飲みに入れた水を電子レンジで温めた後にエキス顆粒を入れることにしました（図参照）．
>
>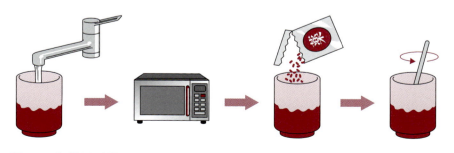
>
> 図　レンジで温めた白湯にエキス顆粒を入れる

処方の実際
若い女性の胸部症状

ズバリ要点

- 若い女性の器質的疾患を伴わない胸部不快には漢方薬を考慮する．
- 特に生理周期に関連した不調や更年期障害を有する女性では駆瘀血剤がよい．
- イライラ・精神不安，胸脇苦満を伴う場合，柴胡剤を考慮する．

解説

　ここ数年の外来診療の中で，若い女性の胸部症状についてもう少し詳しく解説をし，処方の提案を行った方がよいのではないか…と感じていました．そこで今回，新しい提案として取り上げることにしました．

　循環器内科の外来にも若い女性が受診されることがあります．『若い』というのは概ね10代後半～50代のこととお考え下さい．たいていの場合，主訴は動悸，息切れ，胸痛など．もちろんご本人は不安一杯で来院されていますが，われわれ循環器内科医は『まず重大な心疾患はないだろうなぁ…』と思いながら検査をオーダーしていると思います．

　わかりやすく上室性期外収縮や鉄欠乏性貧血が見つかればよいのですが，検査で異常が見つからない場合も多々あります．ストレス性？　自律神経失調？　更年期？…いずれにせよ，まさに「患者満足度を上げるための漢方薬」（5頁）で取り上げた『検査で異常が見つからない症状』です．器質的疾患が除外されていれば，漢方の出番です．

生理周期に伴って出現する胸部症状

　女性の場合，胸部症状の出現に生理周期が関連していることがありますが，その場合には駆瘀血剤の処方を考えます．駆瘀血剤は，瘀血の状態を改善させる薬です．瘀血は血液の停滞・滞りを意味します．女性の月経困難や生理周期に関連して起こる体の不調は，駆瘀血剤で治療します．

　どの駆瘀血剤を選択するかについては，表1に記した各処方の特徴を参考にするとよいでしょう．

　特に，当帰芍薬散，加味逍遙散は出番の多い処方です．
　当帰芍薬散はまさに『女性の味方』というような処方で，当帰による胃もたれ…と書きましたが実際には副作用のため服用できなかったというケースはほとんどありま

表1 駆瘀血剤の選択

処方	適応患者の特徴	生薬の注意点
桂枝茯苓丸	標準薬	特になし
当帰芍薬散	貧血気味,色白,むくみやすい	当帰による胃もたれ
桃核承気湯	便秘,のぼせ,肩こり,イライラがある	大黄による下痢
加味逍遙散	多彩な症状の訴えあり,不定愁訴	山梔子による特発性腸間膜静脈硬化症
女神散	めまい,のぼせ,精神不安がある	当帰による胃もたれ,黄芩による肝障害
温経湯	手足のほてりや唇の乾燥がある	当帰による胃もたれ

せん.駆瘀血作用を有する芍薬,当帰,川芎と,利水作用を有する茯苓,蒼朮,沢瀉で出来ており,血の巡りを改善しつつ,水の滞り・水余りによる浮腫も改善します.生理周期に伴って出現する動悸・むくみなどの症状には,まず第一選択と考えてよいでしょう.

加味逍遙散は,更年期障害や女性の不定愁訴に用いられることの多い処方で,江戸後期に活躍した名医,百々漢陰の『漢陰臆乗』という書物には『此方は婦人一切の申分(訴え)に用いてよく効く』と書かれています(…要するに,女性の不定愁訴にはこれが効く…ということですね).駆瘀血剤の一種ですが,柴胡という生薬が入っていることから,柴胡剤の効果も期待する駆瘀血剤…という位置づけになります.精神不安,イライラ,不眠などの訴えを伴う場合の胸部症状にはこの処方がよいでしょう.長期服用によって特発性腸間膜静脈硬化症という病気の原因となる可能性があると言われている山梔子を含有しますので,長期処方する際には注意が必要です*.

(*添付文書情報より引用:長期投与により,腸間膜静脈硬化症があらわれることがある.腹痛,下痢,便秘,腹部膨満等が繰り返しあらわれた場合,又は便潜血陽性になった場合には投与を中止し,CT,大腸内視鏡等の検査を実施するとともに,適切な処置を行うこと.なお,腸管切除術に至った症例も報告されている)

イライラ・精神不安,胸脇苦満を伴う場合,柴胡剤を考慮する

加味逍遙散の解説で,柴胡剤の効果も期待する駆瘀血剤…という表現をしましたが,イライラや精神不安を伴う胸部症状では柴胡剤を用います.

柴胡剤というと,『柴胡を含有する処方』という印象を持たれるかと思いますが,通常は『柴胡+黄芩』という組み合わせを有する処方のことを意味します.何度も申し上げているとおり,黄芩は肝機能障害の副作用を起こす可能性がありますので,注意が必要です.ちなみに,表2の柴胡剤6処方の中で四逆散だけは黄芩を含みませんので,柴胡剤の長期処方を考える場合には四逆散にしておくと安心です.

表2 代表的柴胡剤

処方	腹力・胸脇苦満の強さ	生薬の注意点
大柴胡湯	強	黄芩による肝障害,大黄による下痢
柴胡加竜骨牡蛎湯	強	黄芩による肝障害
四逆散	中	甘草 1.5g
小柴胡湯	中	黄芩による肝障害,甘草 2.0g
柴胡桂枝湯	弱	黄芩による肝障害,甘草 2.0g
柴胡桂枝乾姜湯	弱	黄芩による肝障害,甘草 2.0g

腹部診察(漢方用語では腹診)で両側の季肋部を圧迫した際の抵抗や圧痛を『胸脇苦満』と呼びますが,胸脇苦満は柴胡剤の処方が適していると判断する材料の1つとなります(図).イライラ・精神不安に加えて胸脇苦満があれば,より高い効果を期待できるでしょう.

ちなみに,腹診では患者の両膝は立てず,脚を伸ばしたままで腹部の触診を行います.これは,臓器を触れることが目的ではなく,腹部を圧迫することで得られる皮膚の反応をみることが目的であるため,腹部の皮膚の緊張を保っておく必要があるからです.腹診については,「漢方薬を上手く使うコツ その3 問診・診察所見を活かす」(41頁)をご参照下さい.

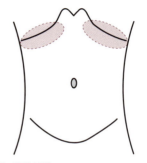

図 胸脇苦満
・季肋部の抵抗や鈍痛.
・柴胡剤の使用を考える.
・肩背のこわばりを伴うことが多い.

イライラ・精神不安 and/or 胸脇苦満があれば柴胡剤…でよい訳ですが,発展編ですので,少しだけ漢方理論の説明をしましょう.漢方の考え方がわかると理解も深まると思います.

漢方には方法論的に8種類の治療があります(表3).

汗法では,発汗を促すことで汗と一緒に体表面(表といいます)近くにいる『病邪』を体外に追い出します.同様に,吐法では嘔吐させることによって喉〜胃にいる邪を追い出し,下法では排便を促すことによって腸の熱と邪を追い出します.このように,体の表面(表)か消化管(裏といいます)に病邪がいれば,汗・吐物・便と一緒に追い出すことが出来ますが,体の内部(半表半裏といいます)に入り込んだ『邪』は追い出すことが出来ません.そこで,追い出すのではなく中和させることで駆除するのが和法です.和法の治療薬として用いるのが柴胡剤です.

半表半裏というのは体の内部ですから,病気の経過としても少し長引いていて,病

邪が体内奥深くまで入り込んでしまったということになります．風邪の経過を例にとっても，初期（太陽病期といいます）には頭痛，発熱，悪寒といった症状がありますが，少し長引いてくると（少陽病期），口が苦い，咽がかわく，嘔吐する，食欲がない，微熱，目がくらむ等の症状を感じるようになります．太陽病期には，麻黄湯，桂枝湯，葛根湯などの解表剤（汗法に用いる処方）を使いますが，少陽病期には柴胡剤を用います．したがって，風邪をひいてから既に4～5日経っており，食欲がない，口も苦い…といった訴えがあれば，『風邪に葛根湯』ではダメで，柴胡剤を処方…ということになります．具体的には，小柴胡湯が多いですが，咽頭痛が強ければ小柴胡湯加桔梗石膏，長引いているという程でもないがひき始めというわけでもなく太陽病期か少陽病期か迷うようなときには，柴胡剤と解表剤（桂枝湯）のミックス処方である柴胡桂枝湯を使います．

以上より，新しい提案です．

表3 漢方の治療法

汗法	発汗：発汗によって病邪を追い出す
吐法	催吐：咽喉〜胃の実邪を追い出す
下法	瀉下：実熱を病邪と共に排泄させる
和法	和解：追い出せない病邪を中和し駆除
温法	温熱：温熱によって寒邪を追い出す
清法	冷却：熱性外感病を冷ます
補法	滋補：不足した気血・津液を補う
消法	消導：体内の滞積や結塊を除く

次の一手

◆ 器質的心疾患のない若い女性の胸部症状（動悸・息切れ・胸痛など）に

1 生理周期に関連した不調や更年期障害を有する女性では…
  まずは…
  ㉕ 桂枝茯苓丸（ケイシブクリョウガン） 3包（7.5g）/毎食前（2週間分）
  むくみやすい場合…
  ㉓ 当帰芍薬散（トウキシャクヤクサン） 3包（7.5g）/毎食前（2週間分）

2 イライラ・精神不安，胸脇苦満を伴う場合…
  まずは…
  ㉟ 四逆散（シギャクサン） 3包（7.5g）/毎食前（2週間分）

処方の実際
発作性の頻脈・動悸・血圧上昇は奔豚気(ほんとんき)を疑う

ズバリ要点

- 発作的な頻脈，動悸，血圧上昇は気逆(きぎゃく)(奔豚気(ほんとんき))を疑う．

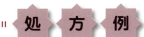

◆ **発作的な頻脈，動悸，血圧上昇があり，奔豚気が疑われる場合には…**

1 (39) 苓桂朮甘湯（リョウケイジュツカントウ） 2包(5.0g)
(72) 甘麦大棗湯（カンバクタイソウトウ） 2包(5.0g)／朝夕食前(2週間分)
または…

2 (39) 苓桂朮甘湯（リョウケイジュツカントウ） 3包(7.5g)
(26) 桂枝加竜骨牡蛎湯（ケイシカリュウコツボレイトウ） 3包(7.5g)／毎食前(2週間分)

解 説

　患者さんが発作的な頻脈や動悸などを訴えた場合，発作性上室性頻拍症や発作性心房細動を疑って，ホルター心電図を行う…というのが一般的な流れだと思います．しかし，明らかな頻拍発作が見つからないことも多いですし，心拍数上昇が見つかっても洞調律で治療対象にはならないかな…ということもあるでしょう．

　また，『普段の血圧は120台くらいなのに，急にのぼせた感じがあったので測ってみたら，血圧が170くらいあったので心配になって受診しました』という訴えの患者さんもおられますね．この話も，自律神経の反応で一時的に血圧が上がった…ということで，降圧剤の処方や増量につながることは少ないと思います．いずれの場合も話のなりゆきによっては『頓服で抗不安薬を処方しましょうか』ということになり得るエピソードです．

　漢方では，このような発作性頻脈や動悸，血圧上昇の原因として，気逆(きぎゃく)という病態を考えます．気逆は，本来下降すべき気(肺気・胃気など)が逆行し，上半身に上ってしまった状態を意味するのですが，結果としてのぼせ感や動悸，頻脈，ふらつき，

めまい，胸苦しさ，頭痛などの症状が現れます．

その気逆の一種に，『奔豚気(ほんとんき)』と呼ばれる特殊な病態があります．不安感が腹部を起点として胸に向かって突き上がり，発作的な動悸や頻脈を伴うもので，冒頭のような訴えで循環器外来を受診される患者さんの中には奔豚気の方が含まれている可能性があります（寺澤捷年ほか：奔豚気病に関する一考察（Ⅰ）．日本東洋医学雑誌38：1-10，1987）．奔豚気は恐怖や驚き，怒りなどの精神的情動が引き金となって起こることもあるのですが，奔豚気発作中には血中カテコラミン濃度が一過性に著増している…という報告があります（土佐寛順ほか：奔豚気病に関する一考察（Ⅱ）．日本東洋医学雑誌38：11-16，1987）．エピネフリンやノルエピネフリンが一過性に急上昇するのであれば，発作的に頻脈，動悸，血圧上昇が起きることも納得がいきます．

発作性の頻脈，動悸，血圧上昇に加えて，『お腹から胸に向かって不安感が突き上がってくる』という症状があれば奔豚気を疑うことは容易ですが，『不安感が胸に突き上がる』という話がピンとこない患者さん（およびドクター）も多いと思います．そのような場合は，27頁の気逆スコアを参考にすることをおすすめします．スコアによって気逆の存在があると診断できれば，『不安感が胸に突き上がる』という症状がはっきりしなくても奔豚気の治療を行ってよいでしょう．

奔豚気の治療には奔豚湯や苓桂甘棗湯，桂枝加桂湯などの薬を使いますが，いずれもエキス製剤にはありません．エキス製剤の併用で代用することになります．

＜苓桂甘棗湯/桂枝加桂湯　代用処方の組み合わせ例＞
① 苓桂朮甘湯(りょうけいじゅつかんとう)２包(5.0g)＋甘麦大棗湯(かんばくたいそうとう)２包(5.0g)/朝夕食前
　　（甘草：1.3g）　　　　　　（甘草：3.3g）

② 苓桂朮甘湯(りょうけいじゅつかんとう)３包(7.5g)＋桂枝加竜骨牡蛎湯(けいしかりゅうこつぼれいとう)３包(7.5g)/毎食前
　　（甘草：2.0g）　　　　　　（甘草：2.0g）

①は１日２回服用ですが，甘麦大棗湯に含有する甘草量が多いため１日量で4.6gになります．一方，②は１日３回服用ですが，甘草は4.0gです．いずれにせよ甘草が多めになりますので注意が必要です．甘草が問題になる場合は，②の組み合わせでそれぞれを１日２包ずつにすると甘草を2.6gに抑えることが可能です．

それでは，奔豚気によると思われる血圧上昇，頻脈・動悸に漢方治療が奏功した症例を提示します．

> **症例** 奔豚気に漢方治療が有効であった一例（47歳女性）

主　　訴：発作的な脈拍と血圧の上昇
現病歴：普段の血圧は110〜120/70mmHgくらいだが，1週間前より夜になると血圧が150mmHg台に上がる．脈拍も100回/分程度に上がり，動悸・息切れを感じる．頭もホワーっとする．発作的に『宝くじが当たった！』というときのようなムズムズ（ソワソワ）するような感覚が，下腹部から背中に向かって上がってくる．4〜5年前にも頻脈のため他院にてホルター心電図や心筋シンチを受けたが，特に異常は指摘されなかった．不安感が強く，X年3月31日循環器外来受診．
既往歴：子宮頸癌術後
身体所見：体温36.3℃，血圧144/89mmHg，脈拍108回/分（整），酸素飽和度99%，胸腹部：異常なし
検　　査：結果は表を参照．

表　血液検査（30分臥床安静後採血）

項目	基準値	結果	項目	基準値	結果	項目	基準値	結果
WBC	3,500〜9,100	5,850	ALT	10〜36	9	Na	135〜150	141
Hb	11.3〜15.2	11.7	LDH	119〜229	155	K	3.3〜4.8	3.9
Plt	13.0〜36.9	25.9	γ-GTP	6〜46	17	FBS	70〜109	91
TP	6.6〜8.7	7.0	BUN	8.0〜20.0	9.3	TSH	0.5〜5.0	3.6
Alb	3.4〜4.8	4.1	Cr	0.36〜1.06	0.50	fT3	2.3〜4.0	2.90
AST	10〜34	10	CRP	0.00〜0.50	0.04	fT4	0.9〜1.7	1.50

項目	基準値	結果
PRA	0.3〜2.0	1.2
アルドステロン	29.9〜159	70.5
アドレナリン	0〜100	42
ノルアドレナリン	100〜450	172
ドーパミン	0〜20	5以下

心電図：洞調律，102bpm →洞性頻脈
考　　察：下半身から背中に向かって上がってくるムズムズ感と発作性血圧上昇，心拍数増加から，奔豚気と診断．苓桂甘棗湯の代用として下記処方とした．
処　　方：㊴苓桂朮甘湯2包（5.0g），㋄甘麦大棗湯2包（5.0g）/朝・夕食前
経　　過：X年4月14日再診：診察室血圧135/82mmHg，脈拍75回/分（整）．家庭血圧は120mmHg台に落ち着き，動悸・息切れも消失した．
　　　　　5月12日再診：診察室血圧132/80mmHg，脈拍80回/分（整）．頻脈，動悸，ムズムズ感いずれもなし．服用継続を希望された．

発作性の頻脈・動悸・血圧上昇は奔豚気を疑う

　この患者さんは,『ムズムズ(ソワソワ)するような感覚が,下腹部から背中に向かって上がってくる』という表現をされましたが,まさに奔豚気の症状を表したものといえます.奔豚気という名前から既にイメージされているかもしれませんが,昔の人はこの現象を『お腹から胸に向かって豚(猪)が走っているような感覚』と表現したようです.そのくらい激しい症状であり,苦痛だということなのですね.もちろん患者さんによってその表現は様々ですから,奔豚気の存在を読み取るには病歴を聴取するわれわれにもそれを疑う姿勢が必要です.

　『みぞおちから胸のあたりがジワ〜っと熱くなって,それからドキドキが始まる』
　『上腹部に熱い球みたいなものがあらわれて,それが胸に上がってくる』
　『突然,胸の真ん中にタバスコを撒かれたような感覚に襲われて,そこからソワソワ,ドキドキが止まらなくなる』

　表現は本当に様々で,それだけを聞くと『はい,心療内科へどうぞ』と言いたくなるようなものもありますが,頻脈や血圧上昇などの客観的な異常を伴っている場合には,一度立ち止まって『奔豚気かな?』と疑って頂きたいと思います(…いわゆるパニック発作も,一部は奔豚気に関連したものではないかと思いますので,循環器系の異常所見がなければ心療内科紹介も悪くありません).

　30分臥床後の採血でカテコラミンはいずれも正常範囲でしたが,これも奔豚気の特徴とされています.血中カテコラミンの濃度上昇は,発作時一過性に生じるものであり,普段から分泌が亢進しているのではありません(寺澤捷年ほか:奔豚気病に関する一考察(I).日本東洋医学雑誌38:1-10, 1987).とても不思議な現象ですが,注意して病歴聴取すれば奔豚気の患者さんがいることがわかるでしょう.

処方の実際
発作性の動悸に柴胡加竜骨牡蛎湯を投与した一例

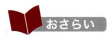

「循環器医が知っておくべき漢方薬」**34** 頁

◆ 体力標準以上，季肋部の抵抗・圧痛があり，臍上部に動脈拍動を触れる人に…

> **12** 柴胡加竜骨牡蛎湯（サイコカリュウコツボレイトウ）　3包（7.5g）/毎食前（2週間分）

ここでは柴胡加竜骨牡蛎湯の処方例を提示します．

症例　発作性の動悸に柴胡加竜骨牡蛎湯を投与した一例（80歳女性）

現 病 歴：数ヵ月前から体動時の動悸と胸部圧迫感を自覚するようになり，X年9月27日消化器内科より紹介．特に夜中のトイレ歩行時に胸部症状が出現することが多い．
既 往 歴：逆流性食道炎，片頭痛
家 族 歴：高血圧性脳出血（母）
身体所見：血圧 190/100 mmHg，脈拍 76回/分（整），SpO_2：98％，胸部聴診：異常なし
検　　査：心電図：洞調律，73 bpm　→　正常
　　　　　心エコー検査：左室収縮能良好（エコー上のEF 68％），局所壁運動異常なし
　　　　　ホルター心電図：心拍数 58〜105（平均 74），PVC 20（単発），PAC 60，Pauseなし
考 察 1：初診時の血圧が190/100 mmHgと高値であり，血圧上昇に伴う動悸・胸部圧迫感を疑った．片頭痛があるため，Ca拮抗薬はロメリジン10 mg/朝夕食後とし，アジルサルタン20 mg/朝食後を併用とした．
経 過 1：上記処方により家庭血圧130〜140 mmHgとなったが，体動時の胸部症状が持続するため，冠動脈精査も含め入院とした．
心臓カテーテル検査：冠動脈に有意狭窄なし，冠攣縮誘発も陰性
経 過 2：カテーテル検査の結果から虚血性心疾患による胸部症状は否定された．入院中に生じた胸部症状の際の血圧，脈拍，心電図に異常所見を認めず，精神的要素による症状が疑われたため，漢方薬による治療を行うこととした．
処　　方：**12** 柴胡加竜骨牡蛎湯3包（7.5g）/毎食前
経 過 3：4週間後の再診時，『胸の症状が治まりました』とのこと．以後，2包/朝夕食前に減量．たまに動悸を感じることはあるものの，概ね落ち着いている．

　この患者さんは，さらに高齢のご主人と二人暮らしで，日々の生活にストレスを感じておられました．確かに初診時には血圧がかなり上がっていましたが，降圧後も症

状が続いていたことから，心身症的な症状であったのではないかと思います．

80歳の女性に柴胡桂枝乾姜湯ではなく柴胡加竜骨牡蛎湯？…という疑問を感じられる方もいらっしゃるかと思いますが，この方はかなりがっちりした体型で胸部症状もかなり強かったため，柴胡加竜骨牡蛎湯を選択しました．季肋部の抵抗・圧痛（胸脇苦満）と臍上部の動脈拍動（臍上悸）もしっかりありました．

柴胡加竜骨牡蛎湯の効能は，『比較的体力があり，心悸亢進，不眠，いらだち等の精神症状のあるものの次の諸症：高血圧症，動脈硬化症，慢性腎臓病，神経衰弱症，神経性心悸亢進症，てんかん，ヒステリー，小児夜啼症，陰萎』となっていますが，神経性心悸亢進症…という効能が当てはまるような病態だったのではないかと思っています．

胸部症状が治まってから血圧も下がり，最終的には降圧剤が必要なくなりました．柴胡加竜骨牡蛎湯で血圧，胸部症状ともにコントロールできた症例でした．

Column ③ 五苓散と真武湯について

　五苓散と真武湯には，利水作用のある生薬が含まれているが甘草を含まない…という共通点があります．そのため，循環器領域で使いやすい処方といえます．それぞれの効能・効果も使いやすさを後押ししています．

＜効能又は効果＞
- **五苓散**：口渇，尿量減少するものの次の諸症．浮腫，ネフローゼ，二日酔，急性胃腸カタル，下痢，悪心，嘔吐，めまい，胃内停水，頭痛，尿毒症，暑気あたり，糖尿病
- **真武湯**：新陳代謝の沈衰しているものの次の諸症．胃腸疾患，胃腸虚弱症，慢性腸炎，消化不良，胃アトニー症，胃下垂症，ネフローゼ，腹膜炎，脳溢血，脊椎疾患による運動ならびに知覚麻痺，神経衰弱，高血圧症，心臓弁膜症，心不全で心悸亢進，半身不随，リウマチ，老人性瘙痒症

　五苓散では浮腫，真武湯に至っては高血圧症，心臓弁膜症，心不全で心悸亢進といった効能が認められているのですから，保険診療としても処方しやすいものと言えます．
　では，両者の使い分けを考えてみましょう．
　五苓散は浮腫や体液貯留に処方しますが，急性感染性胃腸炎に伴う嘔吐・水瀉性下痢にも用います．イメージとしては『体表面に熱があり，体内に水が余っている』という状況で使う薬です．一方，真武湯は『新陳代謝機能が低下して水分が体内に滞留した』ため，尿量減少，下痢，めまい，心悸亢進などを呈する場合に処方します．適応となる患者さんの特徴として，手足の冷え，四肢の重だるさ，全身倦怠感などを認めることが多く，全体的に生気に乏しい印象を受けることが重要です．
　『新陳代謝が落ちていて冷えや倦怠感がある人には真武湯，そうでない人には五苓散』と考えて頂くと良いかと思います．

処方の実際
β遮断薬の副作用に対する漢方治療を行った一例

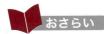

「循環器医が知っておくべき漢方薬」15 頁

◆ 降圧薬の副作用に

❶ β遮断薬による冷え，脱力，ふらつき，倦怠感などに…
 30 真武湯（シンブトウ）　3 包（7.5 g）/毎食前（2 週間分）

　拡張型心筋症におけるカルベジロールやビソプロロールは，余程のことがない限り継続したい処方ですが，β遮断薬による冷え，脱力，倦怠感なども患者さんにとっては切実な問題である場合があります．そのようなときには，熱性・温性薬である真武湯を用います．以下に症例を提示します．

症例　β遮断薬の副作用に漢方治療を行った一例（68 歳男性）

主　　訴：β遮断薬による副作用（倦怠感，ふらつき，突然の眠気，集中力が続かない，朝起きることができない，視界がおかしい）
現 病 歴：某循環器専門病院にて X−8 年・心房粗動，X−3 年・期外収縮に対してカテーテルアブレーションを受けたが，動悸が続くためビソプロロールの服用を始めてから上記症状が出て困っている．X 年 4 月 7 日初診．
既 往 歴：中学時代より慢性副鼻腔炎加療中（手術歴あり）
身体所見：体温 36.0 ℃，血圧 203/116 mmHg，脈拍 72 回/分（整），聴診：異常なし，下腿浮腫なし
東洋医学的体質：冷え症（足先が冷えて痛む），胃がつかえやすい，上半身がほてり発汗する，冷たい物をよく飲む
漢方所見：舌：やや胖大，歯痕（+），静脈怒張（+），脈：弦，腹力 3/5，心下痞鞕（+），胃部振水音（+），心窩部に冷感（++），胸脇苦満（+），臍上悸（−），腹直筋攣急（−），臍傍圧痛（+）：両側，小腹不仁（+），皮膚にしっとりと汗
考　　察：上半身の火照りと下肢の冷えがあり，『冷えのぼせ』の状態と考えられた．
　　　　　上半身に熱がこもっているため冷たい物を飲みたくなる　→　冷たいものを摂ると腹部以下はさらに冷える　→　胃の働きが低下し，つかえ感が出現．
　　　　　そこにビソプロロールが加わって，元々冷えていた腹部以下の冷えが悪化し…倦怠感，ふらつき，その他の症状が出現した…と考えた．対策として，①真武湯で冷えた腹部以下を温め，②加味逍遙散で冷えのぼせの解消を図るという方針とした．
処　　方：① 30 真武湯 3 包（7.5 g）/毎食前

② ㉔ 加味逍遙散 3 包（7.5g）/毎食前

経　過：X 年 5 月 1 日（初診から 24 日後）
服用開始日の夜から『胃のつかえ』が消失．上半身のほてりがなくなり，足も冷えなくなった．但しその後，元の状態に戻ってしまった．
処方：
① ㉚ 真武湯 4 包（10g）/朝夕食前
② ㉔ 加味逍遙散 4 包（10g）/朝夕食前　に増量
X 年 6 月 4 日（初診から 2 ヵ月後）
増量後，冷えのぼせが改善し，肩こり，頭のしびれ，頭痛，鼻閉が完全に治った．
X＋2 年 2 月 4 日（初診から 1 年 10 ヵ月）
とうとう冷え症が治ったようだ．

まずは真武湯だけで効果をみたいところでしたが，冷えのぼせの症状が非常に強かったため，真武湯だけではのぼせ感が取れないと感じました．また，県外からわざわざ来院されるため，早めに結果を出さなくてはならないという思いもあり，初診時から加味逍遙散を併用としました．加味逍遙散は，更年期障害の女性に用いられることの多いイメージがあるかと思いますが，柴胡剤の性質をもった駆瘀血剤で，冷えのぼせ（表の寒熱交錯）があって多愁訴の本症例にはピッタリだと考えたわけです．柴胡（剤）によって，横隔膜の上下を気がスムーズに行き来できるようになれば，冷えのぼせが解消しやすくなるという期待もありました．

真武湯＋加味逍遙散は著効し，ビソプロロールの副作用のみならず，長年苦労された慢性副鼻腔炎の症状や冷え症も治ってしまったと喜んで下さいました．

ちなみに…この方の家庭血圧は 130〜140mmHg 台なのですが，診察室血圧はいつも 200mmHg を超えます．ご本人曰く，『血圧を測られると思うと，とにかく緊張する』とのこと．『これだけは漢方でも治りませんね〜』と笑いながら話されます．

表　加味逍遙散の特徴

- 柴胡剤と駆瘀血剤の証を併せもつ処方
- 婦人の不定愁訴，更年期障害に用いられることが多い
- 処方適応と判断するポイント
  多彩な愁訴，寒熱交錯，心気症的傾向，瘀血の証＋胸脇苦満

（髙山宏世：腹証図解漢方常用処方解説．漢方三考塾，2011）

処方の実際
子宮癌術後のリンパ浮腫に五苓散を処方した一例

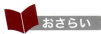

「循環器医が知っておくべき漢方薬」**40**頁

◆ 浮腫・胸水・心嚢水・腹水

1 口渇,尿量減少の傾向がある人に…
　　17 五苓散(ゴレイサン)　3包(7.5g)/毎食前(2週間分)
　〈保険病名〉めまい,糖尿病,浮腫,頭痛,ネフローゼ　他
　〈注意すべき生薬(1日量)〉なし

と処方例を記載しました.
　また,同40〜41頁では,その解説として…
循環器外来には,『脚が腫れる』という主訴の患者さんがやってきます.
　型どおりに原因検索の検査を行いますが,必ずしも原因が特定できるとは限りません.いわゆる特発性浮腫といわざるを得ないケースが意外と多くあります.
　『塩分摂取をひかえて,夜休まれるときに脚を少し高くしてみてください』
　そのような生活上の指導をすることが多いでしょう.
　しかし,十分に浮腫が改善せず,『むくみがとれない』といって再度受診されることもありますね.
　≪中略≫
　そのようなとき,私は利水剤(りすいざい)と呼ばれる漢方薬を使います.
といったことを書きました.
　実際に自験例で有効であった患者さんのデータをお示ししましょう.

症例 子宮癌術後のリンパ浮腫に五苓散を処方した一例(81歳女性)
主　　訴:右下腿リンパ浮腫
現 病 歴:30年前子宮癌のため子宮全摘手術を受けた.4〜5年前から右脚が腫れる.リンパ浮腫と診断され,弾性ストッキングを勧められているが,着用すること自体が大変なので使っていない.漢方薬を飲んでみてはどうか…と勧められ,X年7月4日受診.
既 往 歴:50歳子宮癌→子宮全摘,高血圧症
身体所見:体温36.3℃,血圧147/69mmHg,脈拍75回/分(整),SpO_2:98%,聴診:異常

子宮癌術後のリンパ浮腫に五苓散を処方した一例

なし，右下肢に浮腫あり
右ふくらはぎ周径：35.8cm，足首周径：26.1cm，左ふくらはぎ周径：32cm，足首周径：20cm

検　査：
臨床検査： 尿蛋白定性（−），尿糖定性（−），尿潜血（1＋）
WBC 4,030/μL, Hb 13.1g/dL, D-dimer 0.30μg/mL, TP 7.5g/dL, Alb 4.6 g/dL, AST 26 IU/L, ALT 17 IU/L, LDH 202 U/L, ChE 379 U/L, CK 59 U/L, TC 193mg/dL, HDL 67mg/dL, TG 201mg/dL↑, LDL 101mg/dL, BUN 11.8mg/dL, Cr 0.69mg/dL, UA 5.3mg/dL, K 4.1mEq/L, BS 107mg/dL, HbA1c（N）6.1％, CRP 0.05mg/dL, TSH 9.370μIU/mL↑, fT4 0.92ng/dL, fT3 2.62pg/mL, BNP 29.8pg/mL, Vit B1 28ng/mL
下肢静脈エコー：左右とも血管拡張は認めず，圧迫変化良好．明らかな血栓を認めず

考　察： 下肢静脈エコーで深部静脈血栓は認めず，血液検査でも下腿浮腫の原因となりそうな明らかな異常値なし．子宮癌のため子宮全摘術を受けておられることからもリンパ浮腫に矛盾しない状態と判断した．リンパ浮腫に対しては，利水剤＋駆瘀血剤によって水と血の両方を巡らせることを考えるが，『2種類も飲んだらそれだけでお腹いっぱいになってしまう』とのことで，利水剤を優先し五苓散を処方することとした．

処　方： ⑰五苓散3包（7.5g）/毎食前

経　過： X年8月15日
右ふくらはぎ周径：35.8→33.2cm，足首周径：26.1→23.5cm
左ふくらはぎ周径：32.0→31.0cm，足首周径：20.0→21.5cm
自覚的にも浮腫が改善し，『歩きやすくなった』と喜ばれた．⑰五苓散3包/日を処方継続．
X年10月11日
右ふくらはぎ周径：33.2→34.0cm，足首周径：23.5→26.1cm
左ふくらはぎ周径：31.0→31.3cm，足首周径：21.5→20.3cm
『薬が1週間分足らなかったからこの1週間飲んでない．そうしたらまた腫れてきた』とのこと．図らずも五苓散の有効性が確認される結果となった．処方再開．

　特発性浮腫の症例ではなくリンパ浮腫の症例を提示しましたが，本症例の経過は示唆に富む内容を含んでいます．まず，浮腫のなかった左脚にはあまり変化がありませんが，リンパ浮腫を起こしていた右脚は明らかに細くなっていました．実は，このことに利水剤の特徴があらわれているのです．

　東洋医学では，生体内での水分代謝異常を『水滞』あるいは『水毒』と呼びます．過不足ない量の水分が順調に体内をめぐっていればよいのですが，水の流れが滞ったり，局所に偏在する（溜まる）と，病気の原因になる…という訳です（『循環器医が知っておくべき漢方薬』41頁）．

　利水剤は，組織間あるいは臓器間の水分バランスを調整し，体内で生じた『水の偏在』を解消する薬です．今回はその代表薬である五苓散を使用した症例をお示ししましたが，治療がうまくいくと，ループ利尿剤を使用した際に心配しなくてはならない

脱水や低カリウム血症も生じることなく，浮腫を軽減させることができます．五苓散は，体液貯留傾向にあるときは利尿作用を示し，脱水状態のときには尿量を抑えるような働きをします（田代眞一：漢方薬はなぜ効くか―現代薬理学からの解明― Prog Med 14：1774-1791，1994）．都合のよい言い方をすれば『水分代謝調整薬』というイメージの薬なのです．

そして，『図らずも五苓散の有効性が確認される結果となった』と書きましたが，1週間五苓散が切れたことでリンパ浮腫が元に戻ってしまいました．そのことによって患者さんは『やっぱり効いていたんだ』と確認されたとも言えます．

全ての漢方薬がそうだというわけではありませんが，長期間服用してもらうような『体質改善系』あるいは『滋養強壮系』の漢方薬には，効果がわかりにくいという問題点があります．例えば，『しょっちゅう風邪をひくので何とかしたい』という患者さんに補中益気湯を処方したとしましょう．目に見えてメキメキ元気が湧いてくる…訳ではありませんから，『本当に効いてるのか？』と感じる人もいるでしょう．効き方のイメージとしては，『そういえばこの冬一度も風邪ひかなかったなぁ…』と，後から振り返って効果に気付く…という感じなのです．しかも効果は少しずつ徐々に上がっていくのでわかりにくい．患者さんは，『効いている』という実感がないとなかなか飲んでくれませんから，服用継続に迷いを感じているような人には意図的に休薬を促します．更年期障害の漢方治療でも同様です．10点満点の症状が3～4点くらいになっていれば合格として欲しいところですが，患者さんは症状がなくなる（0点になる）ことを目指します．しかも徐々に効いていくので，もとの10点だったときの症状を忘れてしまっています．すると…『効いてないみたいです』ということになるのです．

そこで敢えて，『では一旦休薬して，薬が効いていたのかどうか確認してみましょう』と提案し，休薬期間を設けます．すると，たいていの方は次の外来で『やっぱり効いていたみたいです．薬をやめてから症状がひどくなりました….』とおっしゃいます．

漢方の効果は数字に表れないことがほとんどですから，患者さんが薬の継続服用に迷っている場合には，一旦休薬を勧めてみて下さい．

リンパ浮腫に単独の利水剤が無効であった場合については，102頁「続・知っておくと便利な処方　リンパ浮腫：五苓散，柴苓湯，防已黄耆湯で無効な場合…」および，38頁「漢方薬を上手く使うコツ　その2　漢方エキス製剤を組み合わせて使う　症例　柴苓湯と五苓散の併用が有効であった特発性浮腫の一例」をご参照下さい．

処方の実際
高血圧合併 CKD に七物降下湯を処方した症例

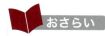

「循環器医が知っておくべき漢方薬」15 頁

◆ 高血圧合併 CKD 症例に

1 ARB または ACEI と併用で…
46 七物降下湯（シチモツコウカトウ）　3 包（7.5 g）/ 毎食前（2 週間分）

処方の自験例をご紹介します．

症例　高血圧合併 CKD に七物降下湯を処方した症例（85 歳男性）

病　　歴：X−2 年 5 月より高血圧症，高尿酸血症のため通院中（処方：オルメサルタン 20 mg，アゼルニジピン 8 mg，フェブキソスタット 20 mg）．初診時クレアチニン（Cr）0.97 mg/dL であったが徐々に悪化し，X 年 12 月 Cr 1.70 mg/dL となったため，腎臓内科へ紹介．『高血圧性腎硬化症による CKD stage 3b』と診断された．
身体所見：血圧 149/69 mmHg，脈拍 66 回/分（整），SpO_2：98 %，胸部聴診：第 2 肋間胸骨右縁に収縮期雑音（2/6）あり
検　　査：心電図：洞調律，68 bpm　→　正常
　　　　　心エコー検査：左室収縮能良好（エコー上の EF 79 %），MR：mild，mild As（peak PG 24 mmHg）
考　　察：既に ARB 服用中であったので七物降下湯を追加した．
処　　方：**46** 七物降下湯 3 包（7.5 g）/ 毎食前
経　　過：X 年 12 月 23 日より **46** 七物降下湯服用開始．
　　　　　X+1 年 2 月 10 日 Cr 1.25，5 月 11 日 Cr 1.22 mg/dL に改善した．

　七物降下湯は昭和を代表する漢方家，大塚敬節先生が自分の高血圧と眼底出血を治療するために考案した薬ですが，その後の使用経験から，七物降下湯証の特徴を『疲れやすくて，最低血圧の高いもの，尿中に蛋白を証明し，腎硬化症の疑いのあるもの，腎炎のための高血圧症』と著書の中で述べています．そして，その特徴を裏付けるような臨床研究がありました（小野孝彦ほか：漢方治療の追加による高血圧合併の慢性腎臓病への有用性．日本内科学会雑誌 101：281, 2012）．
　小野先生の研究結果にならって，ARB 服用中の CKD 患者に七物降下湯を処方してみていますが，きちんと服用して下さる患者さんでは概ねクレアチニンが改善傾向となるようです．

処方の実際
高齢者の便秘には麻子仁丸を

ズバリ要点

- 高齢者・虚弱者の便秘には麻子仁丸を第一選択と考える．
- 潤腸湯には黄芩が含まれており，薬剤性肝障害が起こる場合がある．

解説

『循環器医が知っておくべき漢方薬』の 69 頁，『知っておくと便利な処方　様々な症状・病態に使える漢方』の中で，高齢者・虚弱者の便秘治療薬として以下のように記載しました．

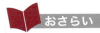

「循環器医が知っておくべき漢方薬」69 頁

◆ 消化器系　4 高齢者・虚弱者の便秘：その 1

51　潤腸湯（ジュンチョウトウ）　3 包（7.5g）/ 毎食前（2 週間分）
〈保険病名〉便秘
〈注意すべき生薬（1 日量）〉大黄　2.0g，甘草　1.5g，黄芩　2.0g，地黄　6.0g
〈解説〉高齢者や虚弱者の便秘に潤腸湯．体液欠乏の傾向にあり，兎糞状の便が出る人に良い．地黄で胃もたれしてしまう場合は，麻子仁丸に変更．

◆ 消化器系　5 高齢者・虚弱者の便秘：その 2

126　麻子仁丸（マシニンガン）　3 包（7.5g）/ 毎食前（2 週間分）
〈保険病名〉便秘
〈注意すべき生薬（1 日量）〉大黄　4.0g
〈解説〉高齢者や虚弱者の習慣性便秘に麻子仁丸も．潤腸湯に比べて大黄の量が多いので，下痢してしまう場合は，2 包 / 朝夕食前に減量します．

もちろん，潤腸湯の＜注意すべき生薬＞として肝障害の原因となり得る『黄芩』を取り上げてはいますが，実際に肝障害が起きた症例を経験しました．

症例 潤腸湯による薬剤性肝障害（71 歳女性）

主　訴：便秘

病　歴：20 歳頃から慢性の便秘がある．排便は 3〜5 日に一度．便は硬いが酸化マグネシウムを飲むと下痢になってしまうため，漢方での排便コントロールを希望され，20XX 年 6 月 5 日受診．

経　過：20XX 年 6 月 5 日 (51) 潤腸湯 3 包（7.5g）/毎食前を処方（ご多忙のため 2 週間後の受診が出来ないとのことで 28 日分処方）．7 月 3 日再診．1 日 3 包服用すると下痢気味になるが，1 日 2 包であれば下痢なく，1 日おきに排便があるとのことであった．次回診察時に副作用チェック目的の血液検査を予定し，1 日 2 包の潤腸湯を継続とした．7 月 14 日，予定より早めに受診．7 月 3 日頃から褐色尿，7 月 9 日から体の痒みが出現し，7 月 10 日から 38℃台の発熱を認めるようになったとのことであった．

検　査：20XX 年 7 月 14 日（表 1）

表 1　血液検査

項目	基準値	結果	項目	基準値	結果
WBC	3,500〜9,100	9,740	ALT	10〜36	178
Eos	1.0〜6.0	6.5	LDH	119〜229	269
Hb	11.3〜15.2	11.9	γ-GTP	6〜46	346
T. Bil	0.22〜1.2	2.3	BUN	8.0〜20.0	17.6
ALP	115〜359	1,608	Cr	0.36〜1.06	0.45
AST	10〜34	151	CRP	0.00〜0.50	1.62

腹部超音波検査：明らかな異常所見なし
腹部 CT 検査：異常所見なし
後から結果が判明した検査データ
- 非特異的 IgE 21.2 IU/mL（基準値：0〜173）
- DLST（基準値：179％以下）潤腸湯：陽性率 248％ → 陽性

考察・経過：肝胆道系酵素の上昇を認めるものの，画像検査にて明らかな閉塞機転は確認できず．潤腸湯による薬剤性肝障害と考え，内服中止とした．なお，褐色尿，身体の瘙痒は黄疸に伴うものと考えられた．

潤腸湯服用中止により，1 週間程度で瘙痒感は消失．採血データも徐々に改善していったが，10 日後の時点では正常化に至らず，4 週後の再診で正常化が確認された（表 2 参照）．

表2 検査データの推移

項目	基準値	7/14	7/17	7/24	8/11
WBC	3,500〜9,100	9,740	5,470	4,570	4,740
Eos	1.0〜6.0	6.5	5.1	2.2	3.0
Hb	11.3〜15.2	11.9	11.5	11.9	12.2
T. Bil	0.22〜1.2	2.3	1.3	0.8	0.6
ALP	115〜359	1,608	1,250	813	442
AST	10〜34	151	101	48	25
ALT	10〜36	178	138	61	17
LDH	119〜229	269	252	191	212
γ-GTP	6〜46	346	230	112	40
BUN	8.0〜20.0	17.6	20.1		
Cr	0.36〜1.06	0.45	0.49		
CRP	0.00〜0.50	1.62	0.53	0.05	0.05

　本症例は，お仕事の関係で初診から2週間後の再診が叶わなかった患者さんでした．その分，私が融通を利かせて最初の再診となる4週間後の受診の時点で血液検査を予定しておけば良かったのですが，『2回目の再診時に副作用チェック』というパターンにしてしまったことで早期発見が出来なかったのです．その結果，ご多忙の患者さんに度々受診してもらうこととなり，患者満足度を下げてしまうこととなってしまいました．患者さんご自身は，『早く原因を見つけてくれた』と喜んで下さいましたが，私としては…反省，反省です．

　漢方薬による薬剤性肝機能障害の発症頻度は全薬剤性肝障害の0.01〜0.05％といわれていますが，黄芩を含有する薬ではまれに重篤な肝機能障害に至ることがあるため注意が必要です．発症のタイミングとしては，服用後1〜2週間での発症が多く，ALT高値，ビリルビン値上昇を認める場合が多いとされています（『循環器医が知っておくべき漢方薬』81頁）．

　発症頻度は決して多くないので，用心しすぎて黄芩含有漢方薬（表）の処方を完全に避けてしまっては本末顛倒ですが，やはり黄芩には注意しておくべきですね．…実は本症例を経験した後，『他院で潤腸湯を処方された結果，重篤な肝障害が起きた』という既往を持つ患者さんが2名来院されました．潤腸湯に含まれる黄芩は2.0gですから，黄連解毒湯や小柴胡湯に含まれる3.0gに比べると少ないのですが，もしかすると潤腸湯は黄芩以外の含有生薬との関係で肝障害が起きやすいのかもしれません．

　漢方薬によって患者満足度を上げることは大切ですが，副作用によって患者満足度を下げることも避けなくてはいけません．したがって，私の推奨する『高齢者・虚弱

表 黄芩を含有する漢方薬

小柴胡湯，乙字湯，大柴胡湯，柴胡桂枝湯，柴胡桂枝乾姜湯，柴胡加竜骨牡蛎湯，半夏瀉心湯，黄連解毒湯，荊芥連翹湯，潤腸湯，五淋散，温清飲，清上防風湯，防風通聖散，女神散，柴陥湯，竜胆瀉肝湯，柴胡清肝湯，二朮湯，清肺湯，柴朴湯，辛夷清肺湯，小柴胡湯加桔梗石膏，清心蓮子飲，三黄瀉心湯，柴苓湯，三物黄芩湯，黄芩湯，大柴胡湯去大黄

（北村順：循環器医が知っておくべき漢方薬，文光堂，81，2013）

者の便秘に使える漢方』は下記のとおり見直しさせて頂きます．

◆ 消化器系　❹ 高齢者・虚弱者の便秘

(126) **麻子仁丸（マシニンガン）　2包（5.0g）／朝夕食前（2週間分）**
〈保険病名〉便秘
〈注意すべき生薬（7.5g中）〉大黄　4.0g
〈解説〉高齢者や虚弱者の習慣性便秘には麻子仁丸．比較的大黄の量が多いので2包／朝夕食前で開始を．それでも下痢してしまう場合は1包／夕食前に減量，効果不十分の場合は3包／毎食前に増量します．

漢方薬を使えば…
『もっと色々な治療ができる』

ズバリ要点

- 使える漢方薬の種類を増やすよりも，使い慣れた漢方薬で治療できる疾患・症状を増やす．
- 循環器診療で使える漢方薬と漢方専門医の愛用処方はそれほど変わらない
  ⇒ 『循環器医が知っておくべき漢方薬』の掲載処方で十分対応できる．

解説

　江戸時代を代表する折衷派の名医に和田東郭（1743～1803）がいます．古方と呼ばれる古典的漢方処方をベースにしつつ，古方で治療できない疾患に対しては後世方と呼ばれる中国・金元の時代以降に発展した処方を柔軟に用いました．東郭は最終的に天皇にお仕えすることとなり，当時の医師としての最高位である法眼に叙せられる程の名医でしたが，その考え方は幕末～明治の名医，浅田宗伯などの傑出した漢方医をはじめ，現代の日本漢方に対しても大きな影響を与えています（小曽戸洋（監）：漢方偉人列伝，協和企画，p.98-103，2015）．

　その和田東郭は晩年，わずか三十数種類の処方で万病の治療を行ったと言われています（松田邦夫：和田東郭の臨床．日本東洋医学雑誌 51：347-357，2000）．もちろんその当時にエキス製剤はありませんから，刻んだ生薬を組み合わせて使う煎じ薬です．『三十数種類の処方』といっても，基本骨格（処方）が三十数種類ということであって，当然生薬の量や組み合わせの微調整はされていたでしょう．それでも30種類ほどの漢方薬を使えたらあらゆる疾患の治療ができるかも…と思うと夢が広がりませんか？さらに言えば，日本東洋医学会初代会長であった大塚敬節先生はその晩年，36種類の約束処方で縦横無尽に病気を治したそうです．私のような庸医は，つい漢方処方を数多く覚えたくなってしまいますが，自分が使いこなせる処方をしっかり身につけ，その処方で『治せる疾患を増やしていく』…ということも大切なのですね．

　ちなみに，『循環器医が知っておくべき漢方薬』で紹介した循環器関連の処方は29処方です．さらに，『知っておくと便利な処方　様々な症状・病態に使える漢方』として紹介した循環器領域以外で用いる処方は35種類もあり，合計すれば64処方も紹介したことになります．…これだけ知っていれば十分の筈ですね．

もう少しお話ししましょう．

『漢方の臨床』という雑誌に，『アンケート 私の愛用処方ベスト5』という記事が載っています（漢方の臨床 57：13-36，2010）．

『編集局の独断と偏見で，漢方のキャリアをかなりお持ちと思われる医師・薬剤師 147 名をピックアップし回答のあった 101 名』の回答が各個人毎に記載されているのですが，最後に愛用処方の集計結果がまとめられています（表1）．

表1　アンケート　私の愛用処方ベスト5

処方名	回答数
1. 補中益気湯	30
2. 八味地黄丸	26
3. 桂枝茯苓丸	25
4. 柴胡桂枝湯	23
5. 柴胡桂枝乾姜湯	20
6. 六君子湯	19
7. 真武湯	18
8. 加味逍遙散	15
当帰芍薬散	15
半夏厚朴湯	15
9. 五苓散	13
10. 十全大補湯	12
11. 葛根湯	10
12. 小建中湯	9
13. 香蘇散	8
四逆散	8
茯苓四逆湯	8
苓桂朮甘湯	8
14. 黄連解毒湯	7
柴胡加竜骨牡蛎湯	7
防已黄耆湯	7
麻黄附子細辛湯	7
抑肝散加陳皮半夏	7
…以下省略…	

（漢方の臨床 57：13-36，2010）

いかがですか．昔から知っている漢方薬，あるいは私が拙著で紹介した薬が上位にたくさん出てきていますね．アンケートに回答されている方々はいずれもご高名な方（漢方医＋一部薬剤師）ばかりですが，『漢方の名医＝聞いたこともない難しい名前の薬を処方する』という訳ではないということがこれでわかると思います．しかも，それぞれの先生方にはもちろんベースとなる専門診療科がありますから，内科だけでなく，皮膚科，耳鼻科など，様々な専門診療科の先生方が回答された結果です．漢方で身体の調和を図ることが，全身のあらゆる疾患・不調の回復につながる…ということもよくわかります．

誰でも知っているような数少ない処方を上手く処方していくことこそが，漢方上達のコツなのかもしれませんね．

さて，それでは私が紹介した 29 処方で具体的にどんな治療ができるのかを説明していきましょう．

8　大柴胡湯（ダイサイコトウ）

〈循環器領域〉

高血圧に伴うのぼせ，ほてり，頭重感などの随伴症状に，あるいは降圧薬に併用してプラスαの効果を期待して　⇒比較的体力がある人で，季肋部に抵抗があり，便秘がちな人に…

その他の使い方

太鼓腹タイプの肥満には防風通聖散，季肋部の抵抗・圧痛（胸脇苦満）が強いタイプの肥満には大柴胡湯を用います．

また，体格がよく胸脇苦満のある人の気管支喘息発作予防に用いても効果があります．

➡大黄が入っていますので，便秘があることが処方の条件となります．

症例　まさに大柴胡湯証と思われた一例（67歳男性）

病　　歴：高血圧，脂肪肝，肥満，胃炎などの診断で当院内科通院中であった．便秘，肩こり，耳鳴り，不眠を治したいとのことで，X年6月6日漢方外来受診．

既 往 歴：直腸カルチノイド→内視鏡的切除後，胆石→胆嚢摘出術後，抑うつ→抗うつ剤服用歴あり，痔疾→内痔核根治術

身体所見：身長183cm，体重87.8kg，BMI 26.2，血圧162/102mmHg，脈拍60回/分

東洋医学所見：舌証：白厚苔あり，脈証：弦，腹証：腹力4/5，胸脇苦満（＋＋）

考　　察：大柴胡湯の効能である『比較的体力のある人で，便秘がちで，上腹部が張って苦しく，耳鳴り，肩こりなど伴うものの次の諸症：胆石症，胆嚢炎，黄疸，肝機能障害，高血圧症，脳溢血，蕁麻疹，胃酸過多症，急性胃腸カタル，悪心，嘔吐，食欲不振，糖尿病，痔疾，ノイローゼ，不眠症』のうち，下線のものが当てはまる典型的大柴胡湯証の患者さんであった．

処　　方：⑧大柴胡湯7.5g/毎食前

経　　過：6週間後，便通良好となり，肩こり，耳鳴り，不眠も改善．
体重　87.8kg　→　85.0kg（BMI 26.2　→　25.4）
血圧　162/102mmHg　→　149/84mmHgに改善した．

検査データ：結果は表を参照．

表　肝機能の推移

	単位	基準値	X/6/6	X/8/23	X+1/3/6	X+4/3/19
AST	U/L	10〜34	44	66	33	17
ALT	U/L	10〜44	45	57	41	13
LDH	U/L	119〜229	152	161	140	127
γ-GTP	U/L	11〜58	70	71	56	27

　この人に効かなかったら誰に大柴胡湯が効くんだろう…というような患者さんでした．目論見どおり大柴胡湯が著効し，自覚症状のみならず肝機能，血圧も改善しました．体重も少しずつ減り，最終的に約10kgの減量となりました．

減量目的で用いる漢方薬として大柴胡湯と防風通聖散がありますが，その使い分けを表2に示します．

表2　大柴胡湯と防風通聖散の使い分け

防風通聖散	大柴胡湯
太鼓腹	季肋部に抵抗圧痛
卒中体質の人	不眠・抑うつ傾向 脂肪肝・高血圧
麻黄あり	麻黄なし ⇒虚血性心疾患でも使いやすい
便秘あり	便秘あり
肝機能に注意！ 血圧・カリウムも	肝機能に注意！

11　柴胡桂枝乾姜湯（サイコケイシカンキョウトウ）

〈循環器領域〉

<u>不整脈・動悸</u>　⇒体力が低下していて，季肋部の抵抗・圧痛があり，臍上部に動脈拍動を触れる人に…

その他の使い方

体力低下，冷え症，神経過敏傾向のある人の更年期障害や不眠症に用います．
➡例えて言うなら，『力価の弱い柴胡剤』という位置づけの薬です．

12　柴胡加竜骨牡蛎湯（サイコカリュウコツボレイトウ）

〈循環器領域〉

<u>不整脈・動悸</u>　⇒体力標準以上，季肋部の抵抗・圧痛があり，臍上部に動脈拍動を触れる人に…

<u>虚血性心疾患・胸痛</u>：急性心筋梗塞の梗塞サイズ縮小を目的として　⇒まずは…

その他の使い方

不眠，イライラ，ヒステリーなどに用います．
変わったところでは，悪夢をみる，夢ばかりみて眠りが浅い…といった夢見に関する悩みや，円形脱毛症治療にも用いられる薬です．
➡東洋医学的には，心肝の熱を冷まし，精神安定を図る処方です．ツムラのエキス製剤には大黄が含まれていませんが，元々は大黄を含む処方ですので，便秘がある人には局方ダイオウ末1.0g/日または大黄甘草湯1～3包/日を追加すると効果が高まります．

15　黄連解毒湯（オウレンゲドクトウ）

〈循環器領域〉

<u>高血圧に伴うのぼせ，ほてり，頭重感などの随伴症状に，あるいは降圧薬に併用してプラスαの効果を期待して</u>　⇒赤ら顔の人に…

<u>降圧薬の副作用</u>　⇒Ca拮抗薬によるのぼせ，ほてりに…

その他の使い方

赤ら顔，のぼせ，顔のほてり，眼の充血，不眠（頭が冴えて眠れない），皮膚瘙痒症，などに

用います．
悪酔いしないために飲み会の前に飲んでおく…という使い方もあります．『飲む前に飲む！黄連解毒湯』です．
➡わかりやすくいうと『頭に血がのぼった』状態を緩和する薬です．血がのぼると…精神的にはイライラする，怒りっぽくなる，身体的には…赤ら顔になる，眼が充血する，顔がほてるなどの症状が出ます．お酒で酔っ払った状態も同様ですから，悪酔いしたくない場合に予め服用しておくとよいでしょう．

16　半夏厚朴湯（ハンゲコウボクトウ）
〈循環器領域〉
<u>虚血性心疾患・胸痛：冠攣縮性狭心症治療の補助として　⇒喉～胸のつかえ感がある場合やストレスの関与を疑う胸痛に…</u>
<u>虚血性心疾患・胸痛：器質的疾患のない胸痛，心臓神経症に　⇒まずは…</u>

その他の使い方
咽喉・食道部の異物感（咽中炙臠（いんちゅうしゃれん））に用いる処方です．
➡『咽中炙臠』というのは，咽（のど）の中に炙った小肉があるような違和感を表現した言葉です．吐き出そうとしても吐き出せず，飲み込もうとしても飲み込めない何かが咽（のど）の奥に引っ掛っている…そんな症状なので，患者さんは『喉頭癌に違いない』と思って耳鼻科に受診します．しかし異常なし．次は『食道癌かも…』ということで上部消化管内視鏡検査を受けますが，やはり異常認めず．…ネットで調べてみたら，どうやら漢方薬が効くらしい…ということで漢方外来に来られる方が最近増えました．このような患者さんには半夏厚朴湯が著効します．早い人なら3日程度の服用で治まってしまいます．服用を中止すると症状が再発するため，何ヵ月も服用されるパターンもありますが….
気滞（気逆）によって生じる症状なので，柴胡剤との併用によって横隔膜部の気の流通がスムーズになると治療効果が高まります．そういった狙いで，半夏厚朴湯と小柴胡湯が合方された処方が柴朴湯（さいぼくとう）です．

17　五苓散（ゴレイサン）
〈循環器領域〉
<u>低血圧：⇒糖尿病性自律神経障害による起立性低血圧の場合</u>
<u>めまい・ふらつき：フラフラする場合　⇒口渇，尿量減少の傾向がある人に…</u>
<u>浮腫・胸水・心嚢水・腹水　⇒口渇，尿量減少の傾向がある人に…</u>

その他の使い方
慢性硬膜下血腫，脳浮腫予防，三叉神経痛，頭痛，特発性浮腫，感染性胃腸炎，二日酔いな

どに用います．
➡慢性硬膜下血腫，脳浮腫予防など，脳神経領域で処方されることが多くなっています．
三叉神経痛治療薬にはカルバマゼピンやフェニトインが第一選択薬として使われますが（日本神経治療学会治療指針作成委員会：標準的神経治療：三叉神経痛．神経治療 27：p.115，2010），眠気やふらつきなどの副作用が問題になる場合があります．五苓散をベース薬とし，痛みが強いときのみカルバマゼピン頓服…というパターンにできると患者さんのQOLが上がります．
二日酔いについては，『飲み過ぎてしまった！』というときに服用すると効果的です．その際には，2～3包をまとめて飲むと良いでしょう．『飲み過ぎる前に黄連解毒湯，飲み過ぎてしまったら五苓散』というイメージです．

20 防已黄耆湯（ボウイオウギトウ）
〈循環器領域〉
肥満　⇒汗かきでむくみがちな人の肥満に…

その他の使い方
多汗症，膝関節痛（膝関節水腫），下腿浮腫に用います．
➡水太り体質で汗かきの人で，膝の痛みがあり，水が溜まりやすい場合に用いる処方です．防已（ぼうい）に含まれるシノメニンという成分に鎮痛作用がありますが，少量の麻黄剤を併用すると鎮痛作用が高まると言われています．
（例）防已黄耆湯3包（7.5g）＋越婢加朮湯（えっぴかじゅつとう）1包（2.5g）/混合して分3毎食前服用
防風通聖散の適応患者のお腹は『太鼓腹』でしたが，防已黄耆湯の適応となる腹診所見は『蝦蟇腹』です．仰向けになった際，お肉が側腹部に垂れる感じの"だらしない"お腹です．

25 桂枝茯苓丸（ケイシブクリョウガン）
〈循環器領域〉
虚血性心疾患・胸痛：冠攣縮性狭心症治療の補助として　⇒眼の下のくま，舌下静脈の怒張，痔疾，臍傍部の圧痛などがある場合に…
虚血性心疾患・胸痛：器質的疾患のない胸痛，心臓神経症に　⇒眼の下のくま，舌下静脈の怒張，痔疾，臍傍部の圧痛などがある場合に…
侵襲的治療による合併症対策：心臓カテーテル治療後，デバイス植込み後の皮下出血に　⇒便秘のない人には…

その他の使い方
更年期障害，月経困難，肩こり，のぼせ，痔疾，下肢静脈瘤などの治療に用います．

➡駆瘀血剤の代表薬です．瘀血は多くの人（特に女性）に存在しますので，桂枝茯苓丸によって体調がよくなる人も多いはずです．30頁「漢方薬を上手く使うコツ　その1　気血水の概念を取り入れる」で紹介した瘀血スコアを参考にすると適応の判断がしやすくなります．

26 桂枝加竜骨牡蛎湯（ケイシカリュウコツボレイトウ）
〈循環器領域〉

<u>不整脈・動悸</u>　⇒体力が低下していて，季肋部の抵抗・圧痛が<u>なく</u>，臍上部に動脈拍動を触れる人に…

その他の使い方

夜尿症，性的神経衰弱，性的逸脱行動，夢精，陰萎などの治療に用います．
➡性的な問題がある人には第一に考える処方です．

症例　夜尿症に桂枝加竜骨牡蛎湯が有効であった一例（16歳女性）
病　歴：幼少時より夜尿が続き，16歳になった現在も大人用の紙おむつをして寝ている．他院で相談したところ小建中湯を処方されたが，効果がないため当科へ受診．あまり感情を外に出さず我慢するタイプ．生理は順調． 処　方：26 桂枝加竜骨牡蛎湯3包（7.5g）/毎食前 経　過：2ヵ月後，1回だけ夜尿があった． 　　　　4ヵ月後，夜尿なし． 　　　　6ヵ月後，紙おむつ卒業となった．

　桂枝加竜骨牡蛎湯が著効した症例です．お母さんの話では，活発でよくできる姉と比較されることが多かったためか，感情をあまり外に出さず我慢する性格に育っている…とのことでした．竜骨と牡蛎による精神安定作用が効いたのだと思いますが，まさに著効し，半年の服用で夜尿症は完全に治ってしまいました．病歴に出てきた小建中湯は『腹痛を訴えることの多い虚弱児』の夜尿に効果が期待される処方です．ちなみに，血色がよく胃腸が丈夫な小児の夜尿では葛根湯を処方することもあります（大塚敬節ほか：漢方診療医典　第6版，南山堂，p.179，2004）．

30 真武湯（シンブトウ）
〈循環器領域〉

<u>降圧薬の副作用</u>　⇒β遮断薬による冷え，脱力，ふらつき，倦怠感などに…
<u>低血圧：めまい，ふらつきがある場合</u>　⇒冷えがある人に…
<u>めまい・ふらつき：フラッとする場合</u>　⇒冷えがある人に…

漢方薬を使えば…『もっと色々な治療ができる』

その他の使い方

夜明け頃の常習性の下痢，食事のあとすぐに下痢をする…という場合に用います．
➡ 古人は夜明け頃の下痢を鶏明瀉（鶏鳴下痢）と呼んだそうです．真武湯はこのタイプの下痢には著効します．

症例　鶏明瀉に真武湯が著効した一例（77歳男性）

主　訴：難治性下痢
現病歴：X年5/27より5〜6回/日の下痢あり．5/31消化器内科受診：セレキノン®，ビオスリー®，ロペミン®処方され，頻度は減ったがその後も下痢は持続．タンニン酸アルブミン，アドソルビン原末，コロネル®，イリボー®なども処方されたが，起床時と毎食後の水様便が続いたため，8/10漢方外来紹介．
既往歴：若い頃，過敏性腸症候群の傾向あり
処　方：胃腸の冷えを考えて…　(32) 人参湯 3包（7.5g）/毎食前
　　　　　　　　　　　　　　　　　ビオフェルミン® 6錠/毎食後
経　過：8/24（2週間後）再診：状態に変化なし．朝一番から泥状便が出る．9/7（初診から4週間後）：3〜4回/日の泥状便・水様便続くとのことで，(30) 真武湯7.5g/毎食前に変更．
　　　　9/21（処方変更から2週間後）：少しマシになり，受診前日初めて起床時の排便なし．
　　　　10/19（処方変更から6週間後）：ほぼ2週間，1回/日の有形便．11/15全く正常な排便になった．

本症例は，いわゆる鶏明瀉と言われる状態で，起床時に下痢を認めていました．しかし，初診時には，その病歴の聴取が不十分であったため，胃腸の冷えを考えて人参湯を処方しました（…しっかり病歴を確認しないといけません…反省）．結果的に，人参湯では効果がなく，真武湯に変更したところ，どんどん改善していきました．

起床時（明け方）の下痢，食事のたびに排便がある…という病歴は真武湯がよく効く慢性下痢症の特徴ですので，覚えておいて頂くとよいと思います（大塚敬節：症候による漢方治療の実際 第5版，南山堂，p.347-349, 2004）．この患者さんは，真武湯をやめることに不安がある…とのことで1年以上服用されましたが，最終的には便が硬くなり，かえって便秘がちになってしまったため服用終了となりました．ご本人曰く，『あれだけしつこく続いた下痢がウソのように治まり，終いには便秘するところまでいくとは…漢方の効果は凄いですな．』とのことでした．

少しだけ東洋医学的な解説をしますと，『腸が冷えていると便は軟らかくなり，腸が熱を持つと便が硬くなる』と考えます．真武湯は腸を温める薬ですので，便を硬くします．この患者さん以外にも同じような慢性下痢症の患者さんに真武湯を処方していますが，皆さん快便になっておられます．

36 木防已湯（モクボウイトウ）

〈循環器領域〉

心不全　⇒心不全，浮腫に対する標準治療への追加として…

虚血性心疾患・胸痛：急性心筋梗塞の梗塞サイズ縮小を目的として　⇒心不全傾向があれば…

虚血性心疾患・胸痛：冠攣縮性狭心症治療の補助として　⇒まずは…

その他の使い方

特になし

➡木防已湯は循環器疾患の治療に特化した処方と考えてよい薬です．
　心窩部から上腹部の真ん中あたりまで硬く強く張っていて，按圧すると強い抵抗があり，少しでも圧力を加えると苦しがる…という腹診所見を『心下痞堅』といいますが，この所見があると木防已湯の適応と考えます（藤平健：漢方腹診講座，緑書房，p.109–112，1991）．西洋医学的にいうと，うっ血肝を反映した所見と思われます．

37 半夏白朮天麻湯（ハンゲビャクジュツテンマトウ）

〈循環器領域〉

低血圧：易疲労感，倦怠感，体力低下がある場合　⇒胃腸が特に弱っていて，めまい，頭痛などが強い場合は…

めまい・ふらつき：フラフラする場合　⇒胃腸が弱く，どちらかと言えば冷え症の傾向の人に…

その他の使い方

胃腸虚弱の人のめまい，頭痛・頭重，小児の起立性調節障害などに用います．

➡胃腸虚弱によって生じた水の変性物（痰飲といいます）が頭部に集まったことにより，頭痛・頭重，めまいなどが起こる病態を改善します．仰臥位で心窩部を揺すったときにポチャポチャと音（胃部振水音）がしたり，舌が肥大していて縁に歯痕を認めるような体質の人の末梢性めまい，頭痛・頭重によい処方です．
　虚弱体質で食欲不振の傾向がある小児の起立性調節障害では，苓桂朮甘湯より先に試したい処方です．

39 苓桂朮甘湯（リョウケイジュツカントウ）

〈循環器領域〉

低血圧：めまい，ふらつきがある場合　⇒立ちくらみ的にフラッとする感じに…

めまい・ふらつき：フラッとする場合　⇒まずは…

その他の使い方

気逆の特殊型である奔豚気の患者に，甘麦大棗湯または桂枝加竜骨牡蛎湯との併用で用いま

す(62頁「処方の実際　発作性の頻脈・動悸・血圧上昇は奔豚気を疑う」参照).
また，小児の起立性調節障害に用います.
➡ 起立性調節障害の治療選択肢の1つとして，苓桂朮甘湯は使いやすく，効果も高い薬です．学校で漢方薬を飲むのは難しいので，朝夕2回の服用で処方します．虚弱体質で食欲不振の傾向があれば半夏白朮天麻湯を使います．

41　補中益気湯（ホチュウエッキトウ）

〈循環器領域〉

低血圧：易疲労感，倦怠感，体力低下がある場合　⇒まずは…
心不全　⇒心不全患者の風邪の予防として…

その他の使い方

気虚に伴う症状（疲れやすい，気力がわかない，食欲がない，感染症に罹りやすい，下痢しやすい，尿漏れ，内臓下垂など）の改善に用います．
➡ 津田玄仙は『百方口訣集』という著書の中で補中益気湯の適応となる患者の特徴を8項目あげています（表3）．

表3　補中益気湯適応患者の特徴（津田玄仙）

1	「手足のだるさ」
2	「言葉の発声が弱い」
3	「目に勢いがない」
4	「口の中に白い泡を生ずる」
5	「味覚が鈍い」
6	「温かいものを好む」
7	「臍のところで動悸を触知する」
8	「脈が散大で力がない」

　これを受けて，のちに浅田宗伯は『八症の内一二症あれば，此の方の目的となして用ゆ』と述べ，8項目のうち1，2項目当てはまれば適応なので処方してよいと指摘しています．それに加えて，『食後に眠くなる』というエピソードも，補中益気湯の適応となる症状と言われています．
　補中益気湯は私自身がかなり長期間服用しましたし，多くの患者さんにも処方してきましたが，たしかに風邪をひきにくくなります．医王湯（医薬の王様）という別名で呼ばれていたこともうなずけます．

46　七物降下湯（シチモツコウカトウ）

〈循環器領域〉

高血圧に伴うのぼせ，ほてり，頭重感などの随伴症状に，あるいは降圧薬に併用してプラスαの効果を期待して　⇒虚弱体質だが胃腸の働きは比較的良い人，または疲れやすくて拡張期血圧が高い人に…
高血圧合併CKD症例に　⇒ARBまたはACEIと併用で…

その他の使い方

なし
➡ 73頁の「処方の実際　高血圧合併CKDに七物降下湯を処方した症例」を参照頂き

たいと思いますが，大塚敬節先生がご自身の高血圧と眼底出血を治療するために考案された薬です．その後の使用経験から，『疲れやすくて，最低血圧の高いもの，尿中に蛋白を証明し，腎硬化症の疑いのあるもの，腎炎のための高血圧症』によいと述べておられます（大塚敬節：症候による漢方治療の実際 第5版，南山堂，p.207-209，2004）．

47 釣藤散（チョウトウサン）

〈循環器領域〉
高血圧に伴うのぼせ，ほてり，頭重感などの随伴症状に，あるいは降圧薬に併用してプラスαの効果を期待して　⇒体力中等度からやや低下した中年以降の人に…

その他の使い方

中年以降の人の慢性に続く頭痛，肩こり，耳鳴りなどに用いられる処方です．
また，脳血管性認知症に対する精神症候，自覚症状，日常生活動作障害の改善を示した研究も報告されています（① Shimada Y et al：A Well-controlled study of Choto-san and placebo in the treatment of vascular dementia. J Trad Med 11：246-255,1994, ② Terasawa K et al：Choto-san in the treatment of vascular dementia. A double-blind, placebo-controlled study. Phytomedicine 4：15-22, 1997）．

➡ 甘草1.0gと生薬的にも副作用をそれほど気にせず使えます．
　症例をお示しします．

症例 釣藤散で耳鳴りが改善した一例（87歳女性）

主　訴：耳鳴り
現病歴：従来より高血圧症，COPDで内科，慢性副鼻腔炎のため耳鼻科に通院．食欲不振と体重減少に六君子湯，副鼻腔炎とCOPDに対して辛夷清肺湯を処方していた．
　　　　X年12月24日定期受診の際，『耳鳴りが酷い．耳鳴り自体は何年も前からあり，通院中の耳鼻科で相談しているが治らない…と言われる．耳鳴りに漢方が効く…と雑誌の記事で読んだので処方して欲しい』とのこと．
既往歴：肺癌→左肺上葉切除術後，慢性副鼻腔炎
考察・処方：43 六君子湯＋104 辛夷清肺湯で状態は安定しており，変更したくなかったが，耳鳴りのため夜も眠れない…と非常に辛そうであったため，眠前に 47 釣藤散1包を追加処方した．
経　過：X+1年1月28日，『耳鳴りは少し良くなったような感じ．それよりもとにかくよく眠れるようになった』とのことで処方継続．X+1年2月25日，『奇跡が起きた！急に耳鳴りがなくなった．』とのことであった．

48　十全大補湯（ジュウゼンタイホトウ）

〈循環器領域〉

侵襲的治療による合併症対策：デバイス植込み後の創傷治癒促進に　⇒貧血傾向，皮膚乾燥がある場合には…

その他の使い方

病後の体力低下，疲労倦怠，寝汗，貧血，血小板減少症，癌治療の補助療法などに用います．

➡気と血の両方を補う働きのある気血双補剤です．気虚と血虚ともに著しい患者の滋養強壮，体力回復目的で処方します．貧血の患者に投与すると，程度の違いはありますが改善傾向となります．

手前味噌ですが，血小板減少症に十全大補湯が著効した症例を報告しています（北村順ほか：血小板減少症に対して十全大補湯が有用であったペースメーカー植込み術後の2症例．漢方医学 35：279-283, 2011）．

地黄が入っていますので，胃腸障害には注意が必要です．

癌治療のサポートとして漢方薬を処方するケースが増えていますが，補中益気湯，十全大補湯，人参養栄湯などの補剤・気血双補剤は，癌と戦う体力を維持するために積極的に処方しています（星野惠津夫：症例から学ぶがんの漢方サポート，南山堂，2015）．

54　抑肝散（ヨクカンサン）

〈循環器領域〉

侵襲的治療による合併症対策：CCU症候群，夜間せん妄に　⇒まずは…

その他の使い方

認知症の周辺症状（BPSD），神経症，不眠症，小児夜泣き，顔面痙攣，などに用います．

➡元々は子供の夜泣き，疳の虫に用いられた薬です．出典である保嬰撮要という書物には『母子同服』と指示されており，子供のみならず母親も服用することとされています．

抑肝散は，認知症のBPSDに対する効果が報告されてから一気に知名度が上がりました（Iwasaki K et al：A randomized, observer-blind, controlled trial of the traditional Chinese medicine Yi-Gan San for improvement of behavioral and psychological symptoms and activities of daily living in dementia patients. J Clin Psychiatry 66：248-252, 2005）．

目黒道琢は，抑肝散の処方に際して『怒りはなしやと問うべし』という口訣を残しました．基本的に『怒り』の感情がある人に用いるとよく効く薬ですから，認知症の周辺症状でも暴言や暴力など『怒り』の感情がない場合には効果が期待できません．

話が飛ぶようですが…まぶたや頬がピクピク痙攣する顔面痙攣に，抑肝散が効く場合があります．ボツリヌス毒素治療を望まれない患者さんには是非試して頂きたい処方です（99頁「続・知っておくと便利な処方　瞼がピクピクする，顔面痙攣に…」を参照下さい）．

61 桃核承気湯（トウカクジョウキトウ）

〈循環器領域〉

<u>高血圧に伴うのぼせ，ほてり，頭重感などの随伴症状に，あるいは降圧薬に併用してプラスαの効果を期待して</u> ⇒ 比較的体力があり，のぼせて便秘しがちな女性に…

その他の使い方

月経困難症，月経不順，月経時の精神不安，便秘，のぼせ，などに用います．

➡駆瘀血剤に分類される薬ですが，瀉下作用のある大黄と芒硝が含まれており，薬のイメージとして『駆瘀血作用のある下剤』の方がわかりやすいかもしれません．

　漢方理論としては『下腹部の蓄血が上衝して心を侵し，のぼせや精神不安を起こす』という病態を改善するための処方です（わかりにくいでしょうか…）．左下腹部の抵抗・圧痛（少腹急結といいます）があれば，より効果が期待されます（図参照）．瘀血の所見と便秘があれば，まず処方を試みてよい処方です．

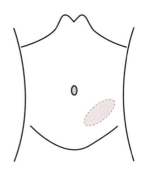

図　少腹急結
・S状結腸部の擦過痛 ⇒跳び上がるほど痛がる場合があるので，優しく擦過する．
・便秘傾向があれば，桃核承気湯を処方する腹部所見．

62 防風通聖散（ボウフウツウショウサン）

〈循環器領域〉

<u>肥満</u>　⇒臍を中心に膨満して力のある，いわゆる太鼓腹の肥満に…

その他の使い方

特になし

➡『循環器医が知っておくべき漢方薬』の56～59頁で解説しましたので，ご参照下さい．

64 炙甘草湯（シャカンゾウトウ）

〈循環器領域〉

<u>不整脈・動悸</u>　⇒胃腸が弱くない人で，脈が飛び，皮膚が乾燥しがちな人に…

その他の使い方

特になし

➡脈の結滞（期外収縮），動悸専用の薬です．滋潤作用が強い処方なので，口や皮膚

の乾燥，手足のほてりがある人の動悸，期外収縮に効果が期待されます．地黄が含まれているため，胃腸の弱い人には要注意です．

⑧³ 抑肝散加陳皮半夏（ヨクカンサンカチンピハンゲ）
〈循環器領域〉
侵襲的治療による合併症対策：CCU症候群，夜間せん妄に　⇒虚弱体質，胃腸が弱い人には…

その他の使い方
抑肝散と同じです．

⑧⁹ 治打撲一方（ヂダボクイッポウ）
〈循環器領域〉
侵襲的治療による合併症対策：心臓カテーテル治療後，デバイス植込み後の皮下出血に　⇒便秘がちな人には…

その他の使い方
打撲・捻挫による腫脹・疼痛に用います．
➡戦国時代の武士が戦場で使っていた経験処方を香川修庵が整理したと言われています（森久保治道：治打撲一方の歴史的考察と使用経験．漢方の臨床 14：1953-1957, 1999）．大黄が入っていますので，便秘のない人は下痢をする可能性があります．

⑨⁸ 黄耆建中湯（オウギケンチュウトウ）
〈循環器領域〉
侵襲的治療による合併症対策：デバイス植込み後の創傷治癒促進に　⇒まずは…

その他の使い方
寝汗，虚弱体質（気虚）の治療に用います．
➡寝汗の患者さんには第一選択で処方してよい薬です．黄耆に止汗作用があり，1〜2週間の服用で寝汗は止まります．

⑩² 当帰湯（トウキトウ）
〈循環器領域〉
虚血性心疾患・胸痛：器質的疾患のない胸痛，心臓神経症に　⇒冷え症で血色が悪く，比較的体力の低下した人に…

その他の使い方
寒冷に伴う腹部膨満感，腹痛に用います．
➡「処方の実際　当帰湯を投与した胸痛の一例」（56頁）をご参照下さい．

⑴⑭ 柴苓湯（サイレイトウ）
〈循環器領域〉
浮腫・胸水・心嚢水・腹水　⇒水が溜まった背景に炎症がありそうな場合は…
その他の使い方
感染性胃腸炎による水瀉性下痢，ネフローゼ（蛋白尿），慢性腎炎，潰瘍性大腸炎，ぶどう膜炎，滲出性中耳炎，などの治療に用います．
➡小柴胡湯と五苓散を合方した処方が柴苓湯です．小柴胡湯の抗炎症作用と五苓散の利水作用を併せ持つ処方…と考えると，治療対象となる疾患がイメージしやすいと思います．

> **症例**　柴苓湯が有効であった感染性腸炎の一例（5歳女児）
> 現病歴：朝から元気がなく，食欲がない様子であった．嘔吐はなかったが水瀉性の下痢数回あり，その後ややぐったりした様子となった．
> 身体所見：体温 38.6℃
> 処　方：⑴⑭柴苓湯1包（3.0g）/頓服
> 経　過：服用後30分くらい経ったところで立て続けに数回排尿があり，その後36.8℃に解熱．下痢も止まり，活気が戻った．

　お恥ずかしながら，私の子供のエピソードです．1回分としては（5歳児には）多めの1包（3.0g）を服用させたところ，あまりにも劇的に効いたので，自分で飲ませておきながらその効果に驚いたのを覚えています．
　また，柴苓湯には尿蛋白減少作用がありますので，ネフローゼにも適応となります（東條静夫ほか：慢性糸球体腎炎ネフローゼ症候群における医療用漢方製剤：柴苓湯（TJ-114）の臨床効果［第一報］多施設オープン試験．腎と透析 31：613-625, 1991）．

⑴⑰ 茵蔯五苓散（インチンゴレイサン）
〈循環器領域〉
浮腫・胸水・心嚢水・腹水　⇒黄疸，肝障害を伴う腹水・浮腫に…
その他の使い方
肝硬変に伴う黄疸と腹水，浮腫傾向のある人の蕁麻疹に用います．
➡五苓散に茵蔯蒿（いんちんこう）という生薬が追加された処方です．茵蔯蒿には清熱と利胆退黄の作用がありますので，熱を冷まし黄疸を改善させます．黄疸のない腹水の場合，茵蔯蒿は不要ですので，普通に五苓散を処方します．

⑫⑦ 麻黄附子細辛湯（マオウブシサイシントウ）

〈循環器領域〉

<u>心不全</u>　⇒心不全患者の風邪のひき始めに：ゾクゾクッと寒気がしたらすぐに服用…

その他の使い方

虚弱者または陰証の風邪，咽がチクチク痛む風邪，うすい鼻水が出る風邪の初期，花粉症，アレルギー性鼻炎　などに用います．

➡寒気がする，青白い顔，手足が冷えている，高熱は出ない…など陰証の風邪，あるいは高齢者・虚弱体質者の風邪に用いる処方です．急にくしゃみが出た，ゾクゾクッと寒気がするなど，風邪のひき始めと思われる症状があったときにすぐ服用すると，風邪をやり過ごすことができます．服用して15分程度で体が温まってきて，鼻がスースーと通るようになります．麻黄が入っていて，とてもキレのよい薬なので，リピートする患者さんの多い薬です．

　咽がチクチク痛む風邪…といっても，赤ら顔で，体力のある人（陰証ではなく陽証）の場合は，麻黄附子細辛湯の適応ではありません．附子の温め作用がのぼせや熱の悪化につながる可能性があります．

　以上，29処方の循環器領域以外での使い道をご紹介しましたが，いかがでしたでしょうか．寝汗に黄耆建中湯…などは，比較的処方する機会が多いのではないかと思います．わざわざ専門医に紹介するほどでもないかな…というような症状で使える処方の引き出しが増えるというのは，悪いことではないと思います．

続・知っておくと便利な処方
様々な症状・病態に使える漢方

ズバリ要点

- 理屈はともかく，様々な症状・病態に対して使える漢方薬を紹介します．
- 循環器疾患とは無関係と思われる症状に対して『取り急ぎの処方』が可能となります．
- 心不全症例に処方する場合は，甘草の1日量が1g（～1.5g）までにおさまるようにしましょう．

解説

『循環器内科』と看板を出して外来診療していても，患者さんはお構いなしに循環器疾患とは無関係らしき症状を訴えてきます．

風邪をひいた…，便秘している…，脚が攣る…，花粉症が始まった…など，比較的対処しやすい症状であればまだよいのですが，肩がこる…，寝汗をかく…，冷え症だ…，尿がスッキリ出ない…，手足が火照る…，イライラする…，体がだるい……など，不定愁訴っぽいものだったり，対応が容易ではなさそうな症状を訴えられたりすると，予約時間どおりに進んでいない外来予約表を横目に見ながら，『困ったなぁ』と思ってしまいます．

循環器疾患に関連する症状を見逃すことはもちろん許されませんが，この症状はまず心臓とは無関係だろうなぁ…ということも多いですよね．『体がだるい』と言われれば，『私もだるいですよ』と言いたくなることもありますし，『夜中に1回必ず目が覚めるんです』と言われれば，『私なんか最低でも3回は目が覚めますがねぇ』と心の中で不眠比べをしてみたり…．

循環器関連の症状以外の訴えに対して聞こえないフリが出来ればよいのかもしれませんが，私は気が弱いので聞こえないフリが出来ません（…やはり患者満足度を上げたいですし！）．

更に，きちんと（＝標準的に）治療しようと思えば，各疾患，各診療領域の治療ガイドラインをチェックしなくてはなりませんが，そこまで調べる時間も余裕もなかなかありません．

当たり前の標準治療を行うことが難しいとしたらどうするか…そこで，漢方の出番です．使いたい漢方薬がガイドラインに採用されていないとしても，専門医に紹介する前に漢方治療を行うことは患者さんに喜ばれることはあっても『無責任』とは思わ

れないでしょう．患者さんから『漢方薬なら飲みたくない』と言われれば，処方しなければよいだけです．

　漢方を知っていれば困ったときの対処の引き出しが随分増えます．短期間の処方であれば副作用の心配も少ないですし，対応できそうな症状であれば漢方で対応します．特に，不定愁訴と思われる症状であれば，心療内科に任せる前に漢方薬を出してみるようにしています．前作でも，『知っておくと便利な処方　様々な症状・病態に使える漢方』として11頁（66〜76頁）に亘って，分野別に漢方薬を紹介しましたが，今回も引き出しを増やして頂くための処方を追加してご紹介しましょう．

処方例

◆呼吸器系

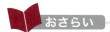 「循環器医が知っておくべき漢方薬」66〜68頁

① 風邪の予防，微熱，疲労倦怠… 〔41〕補中益気湯（ホチュウエッキトウ）
② 風邪の初期… 〔127〕麻黄附子細辛湯（マオウブシサイシントウ）
③ 頭痛がメインの風邪… 〔124〕川芎茶調散（センキュウチャチョウサン）
④ 体力がある人の肩こりを伴う風邪，首から上の炎症性疾患（結膜炎，中耳炎，扁桃炎の急性期）… 〔1〕葛根湯（カッコントウ）
⑤ 発症から数日経った風邪：微熱がある，または口が苦いときに… 〔9〕小柴胡湯（ショウサイコトウ）
⑥ 咽頭痛がメインの風邪，扁桃炎：体力普通以上… 〔109〕小柴胡湯加桔梗石膏（ショウサイコトウカキキョウセッコウ）
⑦ 咽頭痛がメインの風邪，扁桃炎：虚弱な人の場合… 〔138〕桔梗湯（キキョウトウ）
⑧ 鼻水・鼻閉がメインの風邪，または花粉症・アレルギー性鼻炎：胃腸虚弱なし… 〔19〕小青竜湯（ショウセイリュウトウ）
⑨ 鼻水・鼻閉がメインの風邪，または花粉症・アレルギー性鼻炎：胃腸虚弱あり… 〔119〕苓甘姜味辛夏仁湯（リョウカンキョウミシンゲニントウ）
⑩ 乾いた咳が出る風邪，乾性咳嗽・空咳… 〔29〕麦門冬湯（バクモンドウトウ）
⑪ 痰（膿性）の絡んだ咳が出る風邪，湿性咳嗽… 〔55〕麻杏甘石湯（マキョウカンセキトウ）
⑫ 夜布団に入ると出始める咳… 〔93〕滋陰降火湯（ジインコウカトウ）
⑬ いつまでも熱，咳，痰が長引く風邪… 〔91〕竹茹温胆湯（チクジョウンタントウ）

1 総合感冒薬のイメージで…

10 柴胡桂枝湯（サイコケイシトウ） 3包（7.5g）/毎食前（5日分）

〈保険病名〉感冒，流感，肺炎，胃潰瘍，胆嚢炎，など
〈注意すべき生薬〉黄芩 2.0g，甘草 2.0g
〈解説〉風邪をひいてからの時期にかかわらず飲める総合感冒薬的な薬です．葛根湯や麻黄附子細辛湯のように個性の強い処方ではないので，幅広い人の幅広い風邪に処方可能です．

2 補中益気湯を服用しても風邪を繰り返す場合に…

96 柴朴湯（サイボクトウ） 3包（7.5g）/毎食前

〈保険病名〉気管支喘息，気管支炎，せき，不安神経症
〈注意すべき生薬〉黄芩 3.0g，甘草 2.0g
〈解説〉『風邪の予防，微熱，疲労倦怠に…補中益気湯』をお勧めしていますが，補中益気湯で気を補い，免疫力を高めても風邪をひく…という方もおられます．その場合は，柴朴湯を使います．柴朴湯は気管支炎，気管支喘息の治療に用いますが，『気道で起こる炎症の芽を摘む』というイメージの働きをします．一年中服用する必要はないと思いますが，冬の間だけ服用するような使い方をすると風邪の予防につながります．

◆消化器系

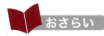

おさらい　　　　　　　　　　　　　　　「循環器医が知っておくべき漢方薬」69頁

① 食欲不振，機能性ディスペプシア（FD），体重減少… **43** 六君子湯（リックンシトウ）
② 虚弱体質者の慢性下痢症，お腹が冷えると下痢をする人に… **30** 真武湯（シンブトウ）
③ 過敏性腸症候群… **60** 桂枝加芍薬湯（ケイシカシャクヤクトウ）
④ 高齢者・虚弱者の便秘：その2＊ **126** 麻子仁丸（マシニンガン）

1 食欲不振に六君子湯が効かない場合…

116 茯苓飲合半夏厚朴湯（ブクリョウインゴウハンゲコウボクトウ） 3包（7.5g）/毎食前

〈保険病名〉不安神経症，神経性胃炎
〈注意すべき生薬〉なし
〈解説〉六君子湯は，胃内容物の排出促進作用を持ち，消化吸収機能を高めます．食欲増進物質であるグレリンの分泌促進作用を持ち，食欲不振に効果がある薬です．その六君子湯を服用しても食欲が改善しない場合，茯苓飲合半夏厚朴湯の処方を検討するという

手があります．特にストレスの関与が疑われる食欲不振であれば，より効果が期待できます．

❷ 吐き気に…

㉑ 小半夏加茯苓湯（ショウハンゲカブクリョウトウ） 3包（7.5g）/**毎食前**

〈保険病名〉妊娠嘔吐（つわり），その他の諸病の嘔吐（急性胃腸炎など）

〈注意すべき生薬〉なし

〈解説〉つわりの漢方薬というイメージがある小半夏加茯苓湯ですが，感染性胃腸炎などに伴う吐き気にも用います．ムカムカすることの多い人の頓服としても使うことができますので，ドンペリドン（ナウゼリン®）の代わりに処方しておくことも可能です．小半夏加茯苓『湯』という名前ですが，温服ではなく冷服が推奨される薬です（14頁「漢方エキス製剤の基本的な使い方　漢方薬の服用法：飲み方」参照）．

❸ 二日酔い・悪酔いの予防に…

⑮ 黄連解毒湯（オウレンゲドクトウ） 1〜2包（2.5〜5.0g）/**飲酒前に頓服**

〈保険病名〉高血圧，皮膚瘙痒症，胃炎，ノイローゼ，他

〈注意すべき生薬〉黄芩 1.0〜2.0g，山梔子 0.7〜1.3g

〈解説〉黄連解毒湯は『頭に血がのぼった』状態を緩和する薬です．お酒で酔っ払った状態も頭に血がのぼったような状態ですから，悪酔いしたくない場合に予め服用しておくとよいでしょう．『飲む前に飲む！黄連解毒湯』です．

（81頁「漢方薬を使えば…『もっと色々な治療ができる』⑮ 黄連解毒湯」参照）

❹ 二日酔いしてしまったら…

⑰ 五苓散（ゴレイサン） 2〜3包（5.0〜7.5g）/**飲酒後に頓服**

〈保険病名〉めまい，糖尿病，浮腫，頭痛，ネフローゼ，他

〈注意すべき生薬〉なし

〈解説〉『飲み過ぎてしまった！』というときに服用するとよい薬です．寝る前に2〜3包まとめて飲んでおくと，翌朝楽に仕事に行くことができます．『飲み過ぎたら五苓散』というイメージです．

（82頁「漢方薬を使えば…『もっと色々な治療ができる』⑰ 五苓散」参照）

（*「処方の実際　高齢者の便秘には麻子仁丸を」（74頁）にも記載しましたが，(51) 潤腸湯（ジュンチョウトウ）については，副作用のリスクを考慮し，推奨薬から除外しました）．

◆神経・筋肉系

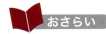

「循環器医が知っておくべき漢方薬」**70**頁

① 雨が降る前の頭痛… 　17　五苓散（ゴレイサン）
② 片頭痛・寒冷刺激で起こる頭痛… 　31　呉茱萸湯（ゴシュユトウ）
③ こむら返り… 　68　芍薬甘草湯（シャクヤクカンゾウトウ）
④ こむら返り：1日1包の芍薬甘草湯ではうまく治療できない場合…
　　　68　芍薬甘草湯＋　23　当帰芍薬散（トウキシャクヤクサン）

❶ 慢性の肩こり，肩こりからくる頭痛の予防に…
　1　**葛根湯（カッコントウ）**　1包（2.5g）/就寝前
〈保険病名〉肩こり
〈注意すべき生薬〉（1日量＝1回量）麻黄1.0g，甘草0.67g
〈解説〉葛根湯に『肩こり』という保険病名があるのをご存知でしたか？ 葛根湯には7種類の生薬が含まれていますが，名前にも表れているとおり葛根という生薬が重要な役割を果たしています．葛根には発汗・解熱作用のみならず，項背部の筋肉のこわばりを緩め，頭痛を緩和する働きがあるのです．
慢性の肩こりや肩こりから来る頭痛の予防には，就寝前に1包という使い方が便利です．イメージとしては，前日にたまった首〜肩の疲れを翌日に持ち越さない…という感じですね．この使い方は患者さんに評判がよく，『飲んでおくと翌朝が楽だ…』ということで多くの方に支持されています．3ヵ月ほどの服用で『長年の肩こりが治った』という歯科医さんもいらっしゃるほど．葛根湯には麻黄が含まれていますが，1日1包くらいであれば『不眠』の訴えはほとんどありません．もし，麻黄が合わない患者さんに処方する場合は，麻黄を含まない桂枝加葛根湯という類似処方に変更します．

❷ サルコペニアの予防に…
　107　**牛車腎気丸（ゴシャジンキガン）**　3包（7.5g）/毎食前
〈保険病名〉腰痛，下肢痛，しびれ，など
〈注意すべき生薬〉地黄5.0g
〈解説〉最近は循環器領域でもフレイル，サルコペニアという言葉が聞かれるようになりました．加齢とともに生理的予備能が低下し，ストレスに対する脆弱性が亢進してくる状態をフレイル，加齢や疾患にともなって筋肉量が減少する病態をサルコペニアといいます（荒井秀典：フレイルの意義．日本老年医学会雑誌 51：497-501，2014）．牛車腎気丸，八味地黄丸などの補腎剤には，元々アンチエイジング薬のようなイメージがありましたが，抗サルコペニア効果があることが示されています（萩原圭祐：サルコペニアに

対する漢方補腎薬の効果について―老化促進マウスでの検討― Geriatric Med 52：1247-1249, 2014). 牛車腎気丸は，八味地黄丸に利水作用のある牛膝と車前子を加えたものですから，『むくみがちな人には牛車腎気丸，そうでなければ八味地黄丸』という考え方もできます．

慢性心不全患者の筋肉量維持目的で用いる場合には，もちろん牛車腎気丸の方がベターです．

3 片頭痛の予防に…

(82) 桂枝人参湯（ケイシニンジントウ） 3包（7.5g）/毎食前

〈保険病名〉頭痛，慢性胃腸炎

〈注意すべき生薬〉甘草 3.0g

〈解説〉心房中隔欠損症，卵円孔開存と関連があるとは限らないわけですが，循環器外来には片頭痛持ちの患者さんが多いような気がします（…感覚的な話でスミマセン）．桂枝人参湯は，人参湯に桂枝を加えた薬です．人参湯は胃腸が弱い人，虚弱体質者の下痢に用いる薬ですが，桂枝を追加すると，発熱を伴う下痢に効くようになります．そんな胃腸薬のイメージの強い桂枝人参湯ですが，常習頭痛に効くという報告があります（藤平健：漢方臨床ノート 治験篇，創元社，p.346-354, 1996). 治験によると，桂枝人参湯が効く頭痛患者には下痢のないことが多いのだそうです（…このあたりが漢方の不思議で面白いところですね）．この桂枝人参湯を服用しておくと，片頭痛の予防になります（寺澤捷年：和漢診療学 あたらしい漢方，岩波新書，p.45-47, 2015). 効果には個人差がありますが，確かに発作回数を減らすことは可能です．甘草が多めなので，不安がある場合は2包/分2にしておくとよいでしょう．

4 瞼がピクピクする，顔面痙攣に…

まずは…

(68) 芍薬甘草湯（シャクヤクカンゾウトウ） 2包（5.0g）/朝夕食前

〈保険病名〉急激に起こる筋肉の痙攣を伴う疼痛

〈注意すべき生薬〉甘草 4.0g

改善しない場合…

(54) 抑肝散（ヨクカンサン） 3包（7.5g）/毎食前（単独あるいは芍薬甘草湯に併用）

〈保険病名〉不眠症，神経症など

〈注意すべき生薬〉甘草 1.5g

〈解説〉瞼や頬がピクピクする…という訴えに対する処方です．顔面痙攣にはボツリヌス毒素治療という方法がありますが，顔に注射をすることを望まれない場合に処方を検討してみて下さい．まず鎮痙作用のある芍薬甘草湯を処方しますが，効果がない場合は抑肝散を使います．両者の単独処方で効果がない場合は，併用という手もあります．

5 心不全患者のこむら返りに…

まずは…

> (23) 当帰芍薬散（トウキシャクヤクサン）　3包（7.5g）/毎食前

〈保険病名〉貧血，脚気，動悸
〈注意すべき生薬〉なし

改善しない場合…

> (23) 当帰芍薬散（トウキシャクヤクサン）　2包（5.0g）＋
> (107) 牛車腎気丸（ゴシャジンキガン）　2包（5.0g）/朝夕食前

〈保険病名〉『貧血，脚気，動悸』＋『腰痛，下肢痛，しびれなど』
〈注意すべき生薬〉地黄 3.3g
〈解説〉『こむら返りに芍薬甘草湯』は有名な漢方処方ですが，1包につき2.0gの甘草が含有されているため，心不全の患者さんには使いにくい処方となっています．心不全のない患者さんについては，1日1包の服用で効果不十分な場合，当帰芍薬散の併用で対応することをお勧めしていますが，心不全患者の場合は初めから当帰芍薬散を処方するとよいでしょう．それで治まらない場合は，牛車腎気丸を併用します．ともに甘草を含まず，利水作用を持つ漢方薬ですから，心不全を悪化させることなくこむら返りに対応することができます．中には『こむら返りが起こらなくなっただけじゃなくて，脚の腫れも引いた！』と喜んで下さった心不全の患者さんもおられます．

◆その他の内科系

 おさらい　　　　　　　　　　　　「循環器医が知っておくべき漢方薬」72～73頁

① 貧血・血小板減少…　(48) 十全大補湯（ジュウゼンタイホトウ）
② 寝汗，盗汗…　(98) 黄耆建中湯（オウギケンチュウトウ）
③ 脱肛，子宮脱，尿漏れ…　(41) 補中益気湯（ホチュウエッキトウ）
④ 冷え症：高齢者…　(7) 八味地黄丸（ハチミジオウガン）
⑤ 冷え症：しもやけあり…　(38) 当帰四逆加呉茱萸生姜湯（トウキシギャクカゴシュユショウキョウトウ）
⑥ 冷え症：若い女性…　(23) 当帰芍薬散（トウキシャクヤクサン）

1 末梢閉塞性動脈疾患（PAD）の治療補助として…

> (25) 桂枝茯苓丸（ケイシブクリョウガン）　3包（7.5g）/毎食前（2週間分）

〈保険病名〉冷え症
〈注意すべき生薬〉なし

> (38) 当帰四逆加呉茱萸生姜湯（トウキシギャクカゴシュユショウキョウト

ウ) 3包(7.5g)/毎食前(2週間分)
〈保険病名〉冷え症,腰痛
〈注意すべき生薬〉甘草2.0g
〈解説〉末梢動脈疾患に対するEVT(血管内治療)が盛んに行われるようになった昨今ではありますが,保存的治療(運動療法および薬物療法)を希望される患者さんもおられます.心不全がない場合の,跛行症状改善の第一選択薬はシロスタゾールですが,その他のPGE1経口薬やスタチンなどは跛行改善効果が認められるものの保険適応外となっています(宮田哲郎ほか:2014年度合同研究班報告 末梢閉塞性動脈疾患の治療ガイドライン(2015年改訂版), 29-30, 2015).

　虚血性心疾患でも基本的な考え方は同じですが,『血流の停滞=瘀血』という病態に対しては,まず駆瘀血剤の処方を考えたいところです.その場合,まずは駆瘀血剤の標準薬である桂枝茯苓丸をシロスタゾールに併用するという形での処方がよいと思います.当帰四逆加呉茱萸生姜湯は,しもやけ(凍瘡)を伴うような冷え症患者に用いる薬ですが,血虚(血の不足状態)に寒冷刺激が加わって四肢末梢の血行障害が起こる病態に効果を発揮します.下肢末梢の血色が悪く冷たい場合,または寒冷刺激によって悪化する場合には当帰四逆加呉茱萸生姜湯を考慮します.それぞれ単独投与での効果が不十分な場合,桂枝茯苓丸と当帰四逆加呉茱萸生姜湯の併用を行います.もちろん,期待はずれ…ということもあると思いますが,PADは標準治療との併用で漢方を使うのに極めて適した状況といえます.「ダメもとで使ってみるか」…というノリでも悪くありません.是非試してみて下さい.

2 味覚異常,味がしない…

(96) **柴朴湯(サイボクトウ)** 3包(7.5g)/毎食前
〈保険病名〉気管支喘息,気管支炎,せき,不安神経症
〈注意すべき生薬〉黄芩3.0g,甘草2.0g
〈解説〉食べ物の味がない…という訴えがあると,亜鉛不足を疑いますね.亜鉛を含む胃潰瘍治療薬であるポラプレジンク(プロマック®)を処方されることが多いのではないかと思いますが,漢方薬では柴朴湯を使います.ポラプレジンク無効な場合,あるいは早く改善させるために併用でもどうぞ.

3 不眠だが睡眠導入剤を飲むのはコワいという人に…

(103) **酸棗仁湯(サンソウニントウ)** 3包(7.5g)/毎食前
〈保険病名〉心身がつかれ弱って眠れないもの
〈注意すべき生薬〉甘草1.0g
〈解説〉漢方外来には,不眠の患者さんがよく来られます.心療内科には行きたくない…あるいは睡眠導入剤は飲むのがコワい…そういう方にとって漢方外来は訪れやすい場所のようです.しかし,正直なところ『こむら返りに芍薬甘草湯』のような誰にでも効く薬

はありません．睡眠導入剤の代わりになるような漢方薬はないのです．問診・診察に基づいた体質改善や気血水のバランスを修正した結果，その効果の1つとして，睡眠の改善がある（かもしれない）のです．

しかし，心身ともに疲れきって眠れない…という人にはこの酸棗仁湯が比較的有効です．夜中に中途覚醒することがなくなったり，中途覚醒後に再入眠できない…という訴えの方には，割と効果があると思います．

4 しゃっくりに…

まずは…

(31) 呉茱萸湯（ゴシュユトウ） 3包（7.5g）/毎食前（1日分）

〈保険病名〉頭痛，他
〈注意すべき生薬〉なし

改善しない場合…

(14) 半夏瀉心湯（ハンゲシャシントウ） 3包（7.5g）/毎食前（1日分）

〈保険病名〉急・慢性胃腸カタル，発酵性下痢，神経性胃炎，胸やけ，口内炎，他
〈注意すべき生薬〉黄芩2.5g，甘草2.5g

〈解説〉しゃっくりのときに一番よく効くのは『柿の蔕(へた)』だと思いますが，手に入らないこともあると思います．その場合，まず呉茱萸湯を試します．1日分（3包）処方し，頓服的に1〜2包服用．それで止まれば，残りは再発時用として手持ちにしておくとよいでしょう（PSVTをベラパミルの静脈投与で停止させたあと内服のベラパミルを渡しておくような感じです）．

それでも治まらない場合には半夏瀉心湯を使います．使い方は呉茱萸湯と同じです．

◆外科系

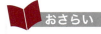

「循環器医が知っておくべき漢方薬」**74**頁

① 術後癒着性イレウスの予防… (100) 大建中湯（ダイケンチュウトウ）
② リンパ浮腫… (114) 柴苓湯（サイレイトウ）
③ リンパ浮腫：下肢の場合… (20) 防已黄耆湯（ボウイオウギトウ）

1 リンパ浮腫：五苓散，柴苓湯，防已黄耆湯で無効な場合…

(125) 桂枝茯苓丸加薏苡仁（ケイシブクリョウガンカヨクイニン） 3包（7.5g）/毎食前 **を追加**

〈保険病名〉にきび，月経不順
〈注意すべき生薬〉なし

〈解説〉リンパ浮腫の治療では，五苓散，柴苓湯，防已黄耆湯などの利水剤を用いますが，

利水剤だけでは浮腫の改善がみられない（不十分な）場合があります．その場合，五苓散＋柴苓湯，五苓散＋防已黄耆湯などのような利水剤併用という手もありますが，駆瘀血剤によって血の巡りを改善させるという方法があります．駆瘀血剤であれば，標準薬である桂枝茯苓丸でもよいのですが，桂枝茯苓丸に薏苡仁を加味した桂枝茯苓丸加薏苡仁の方が，桂皮，芍薬，桃仁，茯苓，牡丹皮の含有量が多くなっている（3.0g ⇒ 4.0g）ため，より高い効果が期待できる…というわけです．桂枝茯苓丸加薏苡仁が採用されていない場合は，桂枝茯苓丸を試して頂いてももちろんOKです．利水剤に追加して用いるとよいでしょう．

◆整形外科系

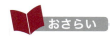 「循環器医が知っておくべき漢方薬」75頁

① しびれ，坐骨神経痛… (107) 牛車腎気丸（ゴシャジンキガン）
② 五十肩… (88) 二朮湯（ニジュツトウ）
③ ぎっくり腰… (68) 芍薬甘草湯（シャクヤクカンゾウトウ）
④ 変形性膝関節症… (20) 防已黄耆湯（ボウイオウギトウ）

1 牛車腎気丸で取り切れない脊柱管狭窄症の腰痛・しびれ・坐骨神経痛に…

(107) 牛車腎気丸（ゴシャジンキガン）　3包（7.5g）＋ (17) 五苓散（ゴレイサン）　3包（7.5g）/毎食前

〈保険病名〉牛車腎気丸：腰痛，下肢痛，しびれ，五苓散：頭痛，他
〈注意すべき生薬〉牛車腎気丸：地黄 5.0g，五苓散：なし
〈解説〉『循環器医が知っておくべき漢方薬』で，『しびれ，坐骨神経痛に牛車腎気丸』を紹介しました．牛車腎気丸で症状の改善が乏しい場合，五苓散を併用すると効果が上がります．牛車腎気丸の利水作用を五苓散で高めることにより，神経の圧迫に伴って生じる局所の浮腫を軽減させる…というイメージです．冷えが強い人には真武湯の併用も考慮して下さい．

◆耳鼻科系

1 耳閉感，耳鳴りに…

柴蘇飲： **(9) 小柴胡湯（ショウサイコトウ）　3包（7.5g）＋
　　　　(70) 香蘇散（コウソサン）　3包（7.5g）/毎食前**

〈保険病名〉小柴胡湯：感冒，気管支炎，香蘇散：胃腸虚弱で神経質の人の風邪の初期
〈注意すべき生薬〉小柴胡湯：黄芩 3.0g，甘草 2.0g，香蘇散：甘草 1.0g　⇒甘草合計 3.0g

〈解説〉柴蘇飲（さいそいん）は，耳閉感，耳鳴りに用いて著効することがある名処方です．風邪の経過中あるいは風邪のあとしばらく続く耳閉感によいのはもちろんですが，慢性中耳炎，滲出性中耳炎にも効果があります．

また，難治性の鼻涙管狭窄症に有効であったという報告（小橋重親，富山知隆，井齋偉矢：日本東洋医学会学術総会，2010）や，無気肺の治療に用いた報告（織部和宏（編）：各科の西洋医学的難治例に対する漢方治療の試み，たにぐち出版，P.41-43，2009）もあり，『感染後に細管の疎通が障害される病態』に幅広く応用可能な処方である可能性が示されています（耳閉感であれば耳管が細管ということになります）．

柴胡剤は体格などに合わせて変更することが可能なので，小柴胡湯＋香蘇散と決めるよりも，『柴胡剤＋香蘇散』と考えて頂いた方がよいかもしれません．これまでに，腹診所見などから柴胡剤を選択し，小柴胡湯＋香蘇散，大柴胡湯＋香蘇散，四逆散＋香蘇散の組み合わせで処方したことがありますが，いずれも著効を得ています．

◆その他

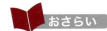 おさらい　　　　　　　　　　　　　「循環器医が知っておくべき漢方薬」**71，76**頁

❶ 腎・泌尿器系
① 尿漏れ…　（ 7 ）八味地黄丸（ハチミジオウガン）
② 頻尿…　（111）清心蓮子飲（セイシンレンシイン）
③ 蛋白尿…　（114）柴苓湯（サイレイトウ）

❷ 皮膚科系
① 老人性瘙痒症，皮膚乾燥によるかゆみ…　（ 86 ）当帰飲子（トウキインシ）

❸ 婦人科系
① 更年期障害…　（ 25 ）桂枝茯苓丸（ケイシブクリョウガン）
② 生理痛・月経困難症…　（ 23 ）当帰芍薬散（トウキシャクヤクサン）

循環器診療で役に立つ 漢方薬のおさらい

　前作『循環器医が知っておくべき漢方薬』の目次（CONTENTS）を引用して，循環器診療で役に立つ漢方薬をおさらいしましょう．

高血圧

高血圧の随伴症状に，あるいは降圧薬に併用してプラスαの効果を期待して
① 体力中等度からやや低下した中年以降の人に… 47 釣藤散（チョウトウサン）
② 比較的体力がある人で，季肋部に抵抗があり，便秘がちな人に… 8 大柴胡湯（ダイサイコトウ）
③ 虚弱体質だが胃腸の働きは比較的よい人，または疲れやすくて拡張期血圧が高い人に… 46 七物降下湯（シチモツコウカトウ）
④ 比較的体力があり，のぼせて便秘がちな女性に… 61 桃核承気湯（トウカクジョウキトウ）
⑤ 赤ら顔の人に… 15 黄連解毒湯（オウレンゲドクトウ）

降圧薬の副作用に
① β遮断薬による冷え，脱力，ふらつき，倦怠感などに… 30 真武湯（シンブトウ）
② Ca拮抗薬によるのぼせ，ほてりに… 15 黄連解毒湯（オウレンゲドクトウ）

高血圧合併CKD症例に
① ARBまたはACEIと併用で… 46 七物降下湯（シチモツコウカトウ）

低血圧

めまい，ふらつきがある場合
① 立ちくらみ的にフラッとする感じに… 39 苓桂朮甘湯（リョウケイジュツカントウ）
② 冷えがある人に… 30 真武湯（シンブトウ）

易疲労感，倦怠感，体力低下がある場合
① まずは… 41 補中益気湯（ホチュウエッキトウ）
② 胃腸がとくに弱っていて，めまい，頭痛などが強い場合は… 37 半夏白朮天麻湯（ハンゲビャクジュツテンマトウ）

糖尿病性自律神経障害による起立性低血圧の場合
① 17 五苓散（ゴレイサン）

めまい・ふらつき

フラッとする場合
① まずは… 39 苓桂朮甘湯（リョウケイジュツカントウ）
② 冷えがある人に… 30 真武湯（シンブトウ）

フラフラする場合
① 胃腸が弱く，どちらかと言えば冷え症の傾向の人に… 37 半夏白朮天麻湯（ハンゲビャクジュツテンマトウ）
② 口渇，尿量減少の傾向がある人に… 17 五苓散（ゴレイサン）

不整脈・動悸

①体力標準以上，季肋部の抵抗・圧痛があり，臍上部に動脈拍動を触れる人に… [12] 柴胡加竜骨牡蛎湯（サイコカリュウコツボレイトウ）
②体力が低下していて，季肋部の抵抗・圧痛がなく，臍上部に動脈拍動を触れる人に… [26] 桂枝加竜骨牡蛎湯（ケイシカリュウコツボレイトウ）
③体力が低下していて，季肋部の抵抗・圧痛があり，臍上部に動脈拍動を触れる人に… [11] 柴胡桂枝乾姜湯（サイコケイシカンキョウトウ）
④胃腸が弱くない人で，脈が飛び，皮膚が乾燥しがちな人に… [64] 炙甘草湯（シャカンゾウトウ）

浮腫・胸水・心嚢水・腹水

①口渇，尿量減少の傾向がある人に… [17] 五苓散（ゴレイサン）
②水が溜まった背景に炎症がありそうな場合は… [114] 柴苓湯（サイレイトウ）
③黄疸，肝障害を伴う腹水・浮腫に… [117] 茵蔯五苓散（インチンゴレイサン）

心不全

①心不全患者の風邪の予防として… [41] 補中益気湯（ホチュウエッキトウ）
②心不全患者の風邪の引き始めに：ゾクゾクッと寒気がしたらすぐに服用… [127] 麻黄附子細辛湯（マオウブシサイシントウ）
③心不全，浮腫に対する標準治療への追加として… [36] 木防已湯（モクボウイトウ）

虚血性心疾患・胸痛

急性心筋梗塞症例の梗塞サイズ縮小を目的として	①まずは… [12] 柴胡加竜骨牡蛎湯（サイコカリュウコツボレイトウ） ②心不全傾向があれば… [36] 木防已湯（モクボウイトウ）
冠攣縮性狭心症治療の補助として	①まずは… [36] 木防已湯（モクボウイトウ） ②喉〜胸のつかえ感がある場合やストレスの関与を疑う胸痛に… [16] 半夏厚朴湯（ハンゲコウボクトウ） ③眼の下のくま，舌下静脈の怒張，痔疾，臍傍部の圧痛などがある場合に… [25] 桂枝茯苓丸（ケイシブクリョウガン）
器質的疾患のない胸痛，心臓神経症に	①まずは… [16] 半夏厚朴湯（ハンゲコウボクトウ） ②眼の下のくま，舌下静脈の怒張，痔疾，臍傍部の圧痛などがある場合に… [25] 桂枝茯苓丸（ケイシブクリョウガン） ③冷え症で血色が悪く，比較的体力の低下した人に… [102] 当帰湯（トウキトウ）

肥満

①臍を中心に膨満して力のある，いわゆる太鼓腹の肥満に… 62 防風通聖散（ボウフウツウショウサン）
②汗かきでむくみがちな人の肥満に… 20 防已黄耆湯（ボウイオウギトウ）

知っておくと便利な処方　侵襲的治療による合併症対策

心臓カテーテル治療後，デバイス植込み後の皮下出血に
①便秘のない人には… 25 桂枝茯苓丸（ケイシブクリョウガン）
②便秘がちな人には… 89 治打撲一方（ヂダボクイッポウ）
③重症例には… 25 桂枝茯苓丸＋ 89 治打撲一方

デバイス植込み後の創治癒促進に
①まずは… 98 黄耆建中湯（オウギケンチュウトウ）
②貧血傾向，皮膚乾燥がある場合には… 48 十全大補湯（ジュウゼンタイホトウ）

CCU症候群，夜間せん妄に
①まずは… 54 抑肝散（ヨクカンサン）
②虚弱体質，胃腸が弱い人には… 83 抑肝散加陳皮半夏（ヨクカンサンカチンピハンゲ）

あ と が き

　『循環器医が知っておくべき漢方薬』の上梓から4年が過ぎました．たくさんの方に読んで頂き，予想を超える反響がありました．肯定的なものから否定的なものまで様々な感想を頂きましたが，その一つ一つが，私に新しい道を示してくれたような気がします．

　今回は続編を書くという貴重な機会を頂きました．前作で提案した内容をもう少し掘り下げ，治療がうまく行かなかったときの次の一手を提案する…というテーマをもって臨みましたが，読んで下さった方はどう感じられたでしょうか．『期待していた内容だった！』と思って頂けるとよいのですが…．

　『循環器医が知っておくべき漢方薬』と『続・循環器医のための漢方薬―患者満足度を上げる次の一手―』によって，一人でも多くの患者さんの体調が良くなり，循環器診療における患者満足度が上がること，そして，循環器診療に携わる先生方が『漢方もいいね』と思って下さることを願ってやみません．

　最後に，ご多忙のなか今回も監修して下さった田邊一明教授，様々な情報・資料を提供して下さった株式会社ツムラの宮本寛子さん，菅野伸彦さん，今回も編集者として絶妙なリードをして下さった文光堂の堀内珠理さんに心より御礼申し上げます．そして，私の仕事をサポートしてくれる家族にも感謝！…です．

北村　順

索 引

［太字の用語は症状を示す］

欧文

β遮断薬　35, 68
Ca拮抗薬　35
CKD　18, 20, 73, 87
EVT　101
FD　96
PAD　100
PCI　8

あ

あかぎれ　28
あくび　26
悪夢　81
アコニチン　13
汗かき　32
汗が出ない　32
圧痛点　49
アリストロキア腎症　21
アルカロイド　13
アルドステロン症　12
アレルギー性鼻炎　95
安胎薬　20

い

医王湯　87
胃下垂　47
息があがる　25
息切れ　32
胃腸虚弱　14, 41, 42
胃内停水　46, 47
胃部振水音　32, 47
イライラ　26, 81
陰虚（いんきょ）　30, 31
陰陽　22

え

エキス製剤　10
エピネフリン　63
エフェドリン　13
円形脱毛症　81
炎症性疾患　22

お

黄芩（おうごん）　36, 46, 74, 76
黄疸　92
嘔吐　15, 27, 32
瘀血（おけつ）　8, 22, 26, 27, 29, 49, 53, 58
悪心　15, 32
温服　15

か

咳嗽　27
潰瘍性大腸炎　92
顔色が悪い　28

[太字の用語は症状を示す]

顔が赤いまたは赤黒い　29
拡張型心筋症　68
下肢静脈瘤　83
過少月経　28
ガス貯留　26
風邪　16, 37, 93, 95, 96
風邪が治りにくい　25
風邪をひきやすい　23, 25
下腿浮腫　33
肩こり　26, 29, 32, 34, 83, 95, 98
カテコラミン　63, 65
過敏性腸症候群　37, 96
花粉症　12, 93, 95
かゆみ　26, 104
体が怠い　23, 25
カリウム　20
カルベジロール　68
肝気鬱結（かんきうつけつ）　46, 53
肝硬変　92
乾性咳嗽　30, 95
眼精疲労　28
甘草　10, 11, 13, 19, 35, 36
顔面痙攣　99
顔面紅潮　26, 27
冠攣縮性狭心症　50

偽アルドステロン症　43
気鬱（きうつ）　7, 26, 52
期外収縮　90
気逆（きぎゃく）　26, 27, 62
気虚（ききょ）　23, 24, 25, 87
気血水（きけつすい）　22, 33
気血双補剤（きけつそうほざい）　24, 28

気滞（きたい）　7, 26, 27
ぎっくり腰　103
機能性ディスペプシア　24, 96
急性胃腸炎　15
急性冠症候群　8
胸脇（きょうきょう）　44
胸脇苦満　46, 47, 53, 60, 67, 80
胸水　32, 82, 92
胸痛　6, 56, 82, 83, 86, 91
胸痛症候群　6
胸部圧迫感　66
鏡面舌　43
虚血　50
虚血性心疾患　29
起立性調節障害　86, 87
気力がない　23, 25
筋肉痙攣　28

駆瘀血剤（くおけつざい）　8, 9, 22, 29, 37, 38, 40, 43, 53, 58, 59, 69, 84
くしゃみ　26
グレリン　24

鶏明瀉（鶏明下痢）　85
血圧上昇　27, 62, 63
血虚（けっきょ）　26, 27, 28, 29
月経　29, 41, 43
月経困難　11, 83, 90, 104
月経障害　30
月経不順　28

索　引

血腫　29
血小板減少　89, 100
下痢　41, 92
下痢しやすい　23, 25
下痢（水瀉性の下痢）　32
倦怠感　87

こ

口渇　30, 32
交感神経過緊張　47
口腔内乾燥　30
高血圧　33, 80, 87, 88, 90
抗サルコペニア効果　21
コウジン末　40
更年期障害　59, 81, 83, 104
抗病反応　45
抗老化作用　21
五十肩　103
固摂作用　23
こむら返り　12, 20, 28, 34, 98, 100
五苓散　20

さ

催奇形性　20
柴胡剤　37, 38, 40, 46, 59, 61, 69, 104
柴蘇飲（さいそいん）　103
坐骨神経痛　103
嗄声　26
サルコペニア　20, 98
三叉神経痛　82
残尿感　32

し

滋陰剤（じいんざい）　30
シェーグレン症候群　30
地黄　35, 42, 48
色素沈着　30
痔疾　30, 83
しびれ　103
耳閉感　36, 103
嗜眠　29
しもやけ（凍瘡）　101
瀉下剤　40
しゃっくり　102
集中力低下　28
生姜（しょうきょう）　36
焦燥感　27
小児用量　18
小腹（しょうふく）　44
少腹急結（しょうふくきゅうけつ）　49, 90
小腹拘急（しょうふくこうきゅう）　48
小腹不仁（しょうふくふじん）　31, 48
食欲不振　24, 25, 96
腎陰虚　30
津液（しんえき）　30
心下（しんか）　44
心下悸（しんかき）　47
心下鞕（しんかこう）　45
心下痞（しんかひ）　45
心下痞堅（しんかひけん）　46
心下痞鞕（しんかひこう）　45
腎機能　20
腎虚　17
心筋梗塞　8

神経循環無力症　6
腎硬化症　73
滲出性中耳炎　104
腎性貧血　20
心臓神経症　6, 56, 82, 83, 91
心臓突然死　53
心嚢水　82, 92
深部静脈血栓症　33
心不全　14, 16, 32, 33, 86, 87, 93, 100
腎不全　20
蕁麻疹　92

す

衰弱　24
水滞（すいたい）　31, 32, 33, 71
水毒（すいどく）　31, 71
頭重　29, 32
頭重感　80, 81, 88, 90
頭痛　16, 26, 27, 29, 32, 95, 98
ストレス　50

せ

臍下（せいか）　44
臍下悸（せいかき）　47
臍下不仁（せいかふじん）　48
臍上（せいじょう）　44
臍上悸（せいじょうき）　27, 32, 47, 67
精神不安　26
正中芯（せいちゅうしん）　48
清熱剤　15, 40
臍傍（せいぼう）　44
臍傍圧痛（せいぼうあっつう）　30, 49

生理　58
生理痛　11
咳　26, 32
舌下静脈怒張　43
舌診　43
舌苔　43
煎じ薬　15, 40
喘息　32
せん妄　89, 91

そ

創傷治癒促進　89, 91

た

大黄　19, 41, 90
ダイオウ末　40
唾液の分泌過多　32
多汗　83
立ちくらみ　28
脱肛　100
脱水　18
脱毛　28
脱力　35
脱力感　30
打撲　29, 91
ため息　26
痰　32
蛋白尿　104

ち

蓄膿　32
血の道症　16

索 引

中耳炎　92
腸内細菌　14

つ

疲れやすい　23, 25, 30
爪の変形　28
つわり　97

て

手足のほてり　30
低カリウム血症　12
低血圧　82, 84, 86, 87

と

当帰（とうき）　42, 59
動悸　26, 27, 29, 32, 59, 62, 63, 66, 81, 84, 90
洞性頻脈　64
透析　20
特発性腸間膜静脈硬化症　59
特発性浮腫　38
吐血・喀血　15

な

涙の分泌過多　32
難病　11, 38

に

尿漏れ　23, 100, 104
妊娠　29

妊娠悪阻　15, 20
妊娠中　19
認知症　89
妊婦　18, 19

ね

寝汗　23, 89, 91, 100
ネフローゼ　92
眠くなる　23, 25
捻挫　91

の

脳血管性認知症　54, 88
脳浮腫　82, 83
のぼせ　26, 27, 29, 35, 41, 42, 80, 81, 83, 88, 90
ノルエピネフリン　63

は

排尿困難　32
排便異常　32
発汗　26
半表半裏（はんぴょうはんり）　60

ひ

冷え　29, 35, 41, 42
冷え症　56, 91, 100, 101
冷えのぼせ　27, 29, 69
鼻炎　93
皮下出血　83, 91
膝関節痛　83

鼻汁　32
微小血管狭心症　56
ビソプロロール　68
皮膚が乾燥して荒れやすい　28
皮膚の乾燥　28, 31
鼻閉　26, 95
肥満　80, 83, 90
標治　37
鼻涙管狭窄症　104
疲労倦怠　89
貧血　24, 28, 89, 100
頻尿　30, 32, 104
頻脈　62, 63

ふ

不均衡症候群　20
腹診　44
腹水　82, 92
腹直筋攣急　47, 53
腹痛　37
腹皮拘急　47
腹部膨満（感）　26, 29
腹鳴　32
茯苓（ぶくりょう）　36, 59
腹力　45
附子（ぶし）　13, 14, 19, 37, 48
附子剤　40
浮腫　22, 32, 38, 39, 82, 83, 92
ぶどう膜炎　92
不眠　26, 29, 81, 101
ふらつき　33, 35
フレイル　98

へ

変形性膝関節症　103
片頭痛　98, 99
扁桃炎　95
便秘　29, 41, 90, 96

ほ

乏尿　32
補気剤（ほきざい）　23, 24
補血剤（ほけつざい）　23, 40
補剤　37
ほてり　35, 80, 81, 88, 90
ホルモンの分泌異常　32
本治　37
奔豚気　26, 62, 63, 64, 65, 86

ま

麻黄（まおう）　13, 14, 42
末梢動脈疾患　101
末梢閉塞性動脈疾患　100
慢性下痢症　96
慢性硬膜下血腫　82, 83
慢性疾患　11
慢性腎炎　92
慢性中耳炎　104
満腹になる　23, 25

み

ミオパチー　12
味覚異常　101

耳だれ　32
耳鳴り　28, 30, 32, 36, 88, 103
脈診　43

む

むくみ　29, 32, 35, 59
胸苦しさ　29

め

目の充血　29
めまい　26, 27, 28, 32, 33, 82, 84, 86

も

物事に驚きやすい　25

や

薬剤性肝障害　75, 76
夜尿症　84

ゆ

癒着性イレウス　45, 102

よ

腰痛　17
抑うつ　26

り

理気剤（りきざい）　23, 40, 52
利水剤（りすいざい）　23, 40
利尿剤　71
流早産　18, 20
リンパ浮腫　70, 71, 72, 102

ろ

労作性狭心症　37
老人性瘙痒症　104
肋間神経痛　56

わ

悪酔い　82

漢方薬索引

あ行

117	茵蔯五苓散	いんちんごれいさん	92
57	温清飲	うんせいいん	15
98	黄耆建中湯	おうぎけんちゅうとう	91
15	黄連解毒湯	おうれんげどくとう	15, 35, 81, 97

か行

1	葛根湯	かっこんとう	12, 13, 34, 40, 61, 98
	葛根湯加桔梗石膏	かっこんとうかききょうせっこう	40
24	加味逍遙散	かみしょうようさん	58, 59, 68, 69
72	甘麦大棗湯	かんばくたいそうとう	27, 47, 62, 63, 64
	桔梗石膏	ききょうせっこう	40
	桂枝加葛根湯	けいしかっこんとう	98
	桂枝加桂湯	けいしかけいとう	26, 63
60	桂枝加芍薬湯	けいしかしゃくやくとう	37, 47
26	桂枝加竜骨牡蛎湯	けいしかりゅうこつぼれいとう	47, 62, 63, 84
45	桂枝湯	けいしとう	37, 61
82	桂枝人参湯	けいしにんじんとう	99
25	桂枝茯苓丸	けいしぶくりょうがん	5, 8, 9, 22, 29, 30, 38, 40, 42, 43, 49, 50, 53, 54, 55, 61, 83, 100, 101
125	桂枝茯苓丸加薏苡仁	けいしぶくりょうがんかよくいにん	102
70	香蘇散	こうそさん	36, 40, 54, 103, 104
	五積散	ごしゃくさん	42
107	牛車腎気丸	ごしゃじんきがん	17, 20, 31, 35, 98, 100, 103
31	呉茱萸湯	ごしゅゆとう	102

⑰	五苓散	ごれいさん	18, 32, 33, 35, 38, 39, 40, 47, 70, 72, 82, 97, 103

さ行

⑫	柴胡加竜骨牡蛎湯	さいこかりゅうこつぼれいとう	45, 47, 54, 66, 81
⑪	柴胡桂枝乾姜湯	さいこけいしかんきょうとう	67, 81
⑩	柴胡桂枝湯	さいこけいしとう	61, 96
	柴蘇飲	さいそいん	36
⑯	柴朴湯	さいぼくとう	82, 96, 101
⑭	柴苓湯	さいれいとう	38, 39, 92
⑩³	酸棗仁湯	さんそうにんとう	101
⑨³	滋陰降火湯	じいんこうかとう	30
㉟	四逆散	しぎゃくさん	38, 40, 47, 50, 53, 54, 55, 59, 61, 104
㊉⑤	四君子湯	しくんしとう	28, 38
㊻	七物降下湯	しちもつこうかとう	73, 87
㊆①	四物湯	しもつとう	28, 29, 38, 40
㊁④	炙甘草湯	しゃかんぞうとう	90
㊅⑧	芍薬甘草湯	しゃくやくかんぞうとう	12, 20, 34, 47, 51, 99
㊽	十全大補湯	じゅうぜんたいほとう	20, 24, 25, 28, 29, 38, 89
㊶	潤腸湯	じゅんちょうとう	74, 75, 76
	小柴胡湯合香蘇散	しょうさいことうごうこうそさん	36
㊈⑨	小建中湯	しょうけんちゅうとう	47, 48
⑨	小柴胡湯	しょうさいことう	36, 38, 39, 40, 61, 82, 103, 104
⑩⑨	小柴胡湯加桔梗石膏	しょうさいことうかききょうせっこう	61
⑲	小青竜湯	しょうせいりゅうとう	12, 42
㉑	小半夏加茯苓湯	しょうはんげかぶくりょうとう	15, 20, 97
	腎気丸(地黄丸)類	じんきがん(じおうがん)るい	17

(30)	真武湯	しんぶとう	35, 40, 42, 47, 48, 68, 69, 84
(124)	川芎茶調散	せんきゅうちゃちょうさん	16

た行

(84)	大黄甘草湯	だいおうかんぞうとう	40
(100)	大建中湯	だいけんちゅうとう	42, 45
(8)	大柴胡湯	だいさいことう	38, 45, 80, 104
(89)	治打撲一方	ぢだぼくいっぽう	91
(47)	釣藤散	ちょうとうさん	88
(61)	桃核承気湯	とうかくじょうきとう	38, 42, 49, 90
(86)	当帰飲子	とうきいんし	31
(38)	当帰四逆加呉茱萸生姜湯	とうきしぎゃくかごしゅゆしょうきょうとう	42, 100, 101
(23)	当帰芍薬散	とうきしゃくやくさん	11, 20, 22, 29, 30, 38, 42, 43, 49, 58, 61, 100
(102)	当帰湯	とうきとう	5, 56, 91

な行

(67)	女神散	にょしんさん	26, 27
(32)	人参湯	にんじんとう	35, 42, 45, 47, 48
(108)	人参養栄湯	にんじんようえいとう	89

は行

(29)	麦門冬湯	ばくもんどうとう	30, 31
(7)	八味地黄丸	はちみじおうがん	17, 20, 31, 35, 42, 48, 99
	八味腎気丸	はちみじんきがん	17
(16)	半夏厚朴湯	はんげこうぼくとう	5, 7, 26, 27, 36, 40, 50, 52, 55, 82
(14)	半夏瀉心湯	はんげしゃしんとう	45, 102

37	半夏白朮天麻湯	はんげびゃくじゅつてんまとう	32, 33, 47, 86
34	白虎加人参湯	びゃっこかにんじんとう	15
69	茯苓飲	ぶくりょういん	15, 36
116	茯苓飲合半夏厚朴湯	ぶくりょういんごうはんげこうぼくとう	36, 96
20	防已黄耆湯	ぼういおうぎとう	42, 83
62	防風通聖散	ぼうふうつうしょうさん	41, 80, 90
41	補中益気湯	ほちゅうえっきとう	23, 24, 25, 47, 72, 87, 89
	奔豚湯	ほんとんとう	63

ま行

27	麻黄湯	まおうとう	13, 61
127	麻黄附子細辛湯	まおうぶしさいしんとう	14, 93
126	麻子仁丸	ましにんがん	74, 77
36	木防已湯	もくぼういとう	46, 50, 55, 86

や行

54	抑肝散	よくかんさん	40, 47, 89, 99
83	抑肝散加陳皮半夏	よくかんさんかちんぴはんげ	91

ら行

43	六君子湯	りっくんしとう	24, 25, 47, 48
118	苓姜朮甘湯	りょうきょうじゅつかんとう	42
	苓桂甘棗湯	りょうけいかんそうとう	26, 47, 63
39	苓桂朮甘湯	りょうけいじゅつかんとう	27, 47, 62, 63, 64, 86
87	六味丸	ろくみがん	30, 31
	六味(地黄)丸	ろくみじおうがん	17

著者紹介

北村　順（きたむら じゅん）

1967年島根県生まれ．1992年島根医科大学卒業．医学博士．
島根医科大学第四内科，日本心臓血圧研究振興会附属榊原記念病院，天理よろづ相談所病院循環器内科を経て，2004年より北村内科クリニックにて漢方を本格的に学ぶ．その後，島根大学医学部内科学講座第四（講師）を経て，2010年より神戸海星病院内科部長（現職）・島根大学医学部循環器内科嘱託講師．2013年より島根大学医学部臨床教授．

・日本内科学会認定内科医
・日本循環器学会認定循環器専門医
・日本東洋医学会認定漢方専門医
・日本東洋医学会代議員

検印省略

続・循環器医が知っておくべき漢方薬
患者満足度を上げる次の一手

定価（本体 2,800 円 + 税）

2017年3月1日　第1版　第1刷発行

監修者	田邊　一明（たなべ　かずあき）
著　者	北村　順（きたむら　じゅん）
発行者	浅井　麻紀
発行所	株式会社 文光堂
	〒113-0033　東京都文京区本郷7-2-7
	TEL（03）3813-5478（営業）
	（03）3813-5411（編集）

© 北村　順, 2017　　　　　　　　　　　　印刷・製本：広研印刷

乱丁，落丁の際はお取り替えいたします．

ISBN978-4-8306-1933-5　　　　　　　　　　　　Printed in Japan

- 本書の複製権，翻訳権・翻案権，上映権，譲渡権，公衆送信権（送信可能化権を含む），二次的著作物の利用に関する原著作者の権利は，株式会社文光堂が保有します．
- 本書を無断で複製する行為（コピー，スキャン，デジタルデータ化など）は，私的使用のための複製など著作権法上の限られた例外を除き禁じられています．大学，病院，企業などにおいて，業務上使用する目的で上記の行為を行うことは，使用範囲が内部に限られるものであっても私的使用には該当せず，違法です．また私的使用に該当する場合であっても，代行業者等の第三者に依頼して上記の行為を行うことは違法となります．
- JCOPY〈出版者著作権管理機構　委託出版物〉
  本書を複製される場合は，そのつど事前に出版者著作権管理機構（電話03-3513-6969，FAX 03-3513-6979，e-mail：info@jcopy.or.jp）の許諾を得てください．